JN091330

増補改訂

わかりやすい難経の臨床解説

下

杉山　勲

凡　例

一、本書の構成は特定のテーマに基づく編集になっているので、難経の番号順にはなっていない。従って必要な番号を探す場合は、最後尾の番号索引を参照されたい。

一、本文の構成はまず簡単に特徴を述べ、続いて原文とその解釈、そして解説という順序になっている。「漢文は苦手」という読者は先に解説を読み、その後で原文を読めば必ず理解できるはずである。

一、原文は主に『難経本義』のものを参考にさせて頂いた。

一、原文は三行を単位として書いた。上の行は書き下し文、下の行は白文、そして真ん中の行は筆者の解釈による補足や、解説のための記号などを入れるのに利用した。

一、解釈の頭には㊙のマークを入れた。

一、解釈が何通りもある場合は、㊙1、㊙2、というように番号を付けて併記した。

一、本文中では著者と筆者という言葉を使い分けるが、「著者」は扁鵲（秦越人）を指し、「筆者」は解説者自身を指す。

一、本文中で『難経』を使う時は『　』を省略させて頂いた。また『内経』は『黄帝内経』の省略である。

一、図の中では「難」の字を省略して算用数字のみ記し、それ以外のものは漢数字を用いた。

下巻目次

※見出しの後のゴシック体の数字はそれぞれの難の番号を表す。

上巻目次

第４章　診断論

■はじめに ―― 難経の中で診断論の内容を見てみると、ほとんどが脈診の説明に費やされているように見える。それ以外の所から拾ってみても、例えば三十四難・三十七難・四十難、それに六十一難など、せいぜい五〜六箇所しかない。しかもそれらのどの難を見ても、病症のようにも見え、治療法のようにも見え、またある意味では診断法の説明にも見える。

その理由は《予備知識》の中でも述べたように、扁鵲が分野ごとに明瞭に区別して書こうとしていたわけではなく、全体が臨床の極意というか、あるいは奥義というか、とにかく高度な技術を持つ者への最高の贈り物として書かれているからである。したがって本書では脈診の内容に加えて三十七難と四十難、それに六十一難を一応診断論として扱うことにする。三十四難については前章の始めの「内傷」の所で説明を終わっているので、本章の内容と合わせてもう一度読み直してみると、一層分かりやすいのではないかと思う。

四診法の原理

四診法の原理を考えるために、ここではまず三十七難と四十難を見ながら、診断と関係の深い九竅の問題を考えてみることにしよう。

三十七難

［原文］

三十七の難に曰く。五臓の気はいずれに発起して、

三十七難曰。　　五臓之気於何発起、

いずれのもとに通ずるや。以てあきらかにすべきやいなや。然るなり。

注1

通於何許。　　可暁以不。　　然。

五臓はまさに上、九竅に関わるべし。故に肺気は鼻に通ず。

A　注2　イ

五臓者当上関於九竅也。　　故肺気通於鼻。

鼻和するときは香臭を知る。肝気は目に通ず。

注3　ロ

鼻和則知香臭矣。　　肝気通於目。

目和するときは黒白を知る。脾気は口に通ず。口和するときは

ハ

目和則知黒白矣。　　脾気通於口。　口和則

穀味を知る。　心気は舌に通ず。舌和するときは五味を知る。

ニ

知穀味矣。　心気通於舌。　舌和則知五味矣。

腎気は耳に通ず。耳和するときは五音を知る。

ホ　（参考）

腎気通於耳。　耳和則知五音矣。

五臓和せざるときは九竅通ぜず。六腑和せざるときは留結して癰を為す。

Bへ

五臓不和則九竅不通。　六腑不和則留結為癰。

邪、六腑に在るときは陽脈和せず。陽脈和せざるときは気これに留る。

ト　（邪）

邪在六腑則陽脈不和。　陽脈不和則気留之。

気これに留るときは陽脈盛んなり。邪、五臓に在るときは陰脈和せず。

気留之則陽脈盛矣。　邪在五臓則陰脈不和。

陰脈和せざるときは血これに留る。血、これに留るときは陰脈盛んなり。

陰脈不和則血留之。　血留之則陰脈盛矣。

陰気太いに盛んなるときは陽気あい営せざるなり。故に格と曰く。

チ

陰気太盛則陽気不得相営也。　故曰格。

陽気太いに盛んなるときは陰気あい営せざるなり。故に関と曰く。

陽気太盛則陰気不得相営也。　故曰関。

陰陽ともに盛んなればあい営するを得ざるなり。故に関格と曰く。

リ

陰陽倶盛不得相営也。　故曰関格。

関格はその命尽くすことを得ずして死す。

関格者不得盡其命而死矣。

経に言う。気独り五臓をめぐりて六腑を営せざる者は何ぞや。然るなり。

C注４

経言。　気独行於五臓不営於六腑者何也。　然。

夫気のめぐる所なり。水の流れて休むことを得ざるが如し。

注５

夫気之所行也。　如水之流不得息也。

故に陰脈は五臓を営し、陽脈は六腑を営す。環の端無きが如し。

（経）　（経）

故陰脈営於五臓、　陽脈営於六腑。　如環無端。

その紀を知ることなし。終わりてまた始まる。

注６

莫知其紀。　終而復始。

それ覆溢せざれば人の気、内は臓腑を温め、外は腠理をうるおす。

其不覆溢人気内温於臓腑、　外濡於腠理。

注１：以てあきらかにすべきやいなや＝「それを知ることはできるものであろうか、それともできないのであろうか」の意味。

注２：九竅に関わる＝「竅」という字は「きょう」と読むが、穴と同じ意味である。

注３：和するときは＝「順調に働いていれば」の意味。

注４：経に言う＝『霊枢・脈度篇』に同じような内容が見られる。

注５：息＝「休」と同じ。「不得息也」は「休むことがない」の意味。

注６：紀＝「始まり・起こり」ということ。「紀元」または「起源」と同じ意味。

（参考）『難経脈訣』では「五音を知る」の後に次のような一説が加えられている。

「三焦之気通於喉。喉和則声鳴矣。」（三焦の気は喉に通ず。喉和するときは声鳴る。）これは臨床的には非常に意味のある内容だが、臓腑説としては問題が多いので一般的ではない。

【解説】

本難には明らかに二つの目的がある。一つは「声色臭味」を診断に応用するための根拠であり、もう一つはいくつかの難の理論的な裏付けである。

まず問いの文章では「五臓の気（の流れ）はどこから始まり、どこに繋がっているのか？」と聞いている。「以て暁かにすべきやいなや」という聞き方は形のない物、見えない物を問題にする時の聞き方である。この「五臓の気」は“先天の気”と同じ意味と考えて差し支えない。

答えは記号で示したA・B・Cの三つの部分からなっている。記号Aは五臓と九竅の関係を述べたところであり、Bはその病証の説明である。この部分が本難のメインテーマであるように見える。またCは経脈の説明である。そのうちAの部分は三十四難・十三難などの、またBの部分は三難・六難・五十八難などの理論的な裏付けとなっている。そのほかCの部分も二十二難から三十難までの根拠になると言うことができる。

他の難では解読のためのキーワードが置かれているが、この難ではいくつものヒントとして隠されている。本難を正しく解釈するにはまずそのヒントとなる部分を知らなければならない。筆者は本難のヒントとして次のような問題点を考えている。

(1) まずAでは自覚的な感覚と他覚的な所見をどのように区別するのか。

(2) Bの中で「太（大いに）盛なるときは」は何を意味するのか。

(3) Cの「気独り五臓をめぐりて六腑を営せざる者は何ぞや」の気の意味は何か。

(4) 同「それ覆溢せざれば」といっているのは何のためか。

などである。これらの疑問点を解決できれば、この難はすべて解けるのである。

そこでまず「九竅」の問題を考えてみよう。

Ａの始めに「五臓はまさに上、九竅に関わるべし」と言い、Ｂの始めには「五臓和せざるときは九竅通ぜず」といっている。この二節は言葉を変えて言えば「九竅に現れる変化を見れば、五臓に起こった異常を知ることができる」という意味になる。

そこで九竅に関わる部分の内容を整理してみると

イ　香臭の（感じ方の）変化は肺の異常である。

ロ　色（視力）の変化は肝の異常である。

ハ　穀味の変化は脾の異常である。

ニ　味の変化は心の異常である。

ホ　耳の聞こえが悪くなるのは腎の異常である。

という結論に結びつく。これが「声色臭味」を診断法の手段とする所以である。ところが「九竅」と言いながら種類は五つ、左右合わせても七竅しかない。『難経鉄鑑』ではこれを次のように解釈している。すなわち目・耳・鼻がそれぞれ左右二つずつあるから合わせて六竅、それに口を加えて七竅、更に穴ではないが、舌を左右の二と数えて九竅となる、というのである。しかしこの見方には少々無理がある。総論でも述べたように、九は「全ての」を意味して使われる数字である。それでここは「全ての穴」という意味で「九竅」としたと見るのが妥当であろう。

なお二陰も腎の主る竅には違いないが、これには目や耳のような特別の感覚がないので「声色臭味」の問題には含めない。それで「まさに上、九竅に関わるべし」と言ったのである。それ故にこの上という字を「のぼりて」と読んでも間違いではない。

ただし、声色臭味といってもそれには自覚的なものと他覚的なものがある。声と顔色は患者の身体から発するので他覚的な変化を診断に応用するものである。一方味については専ら自覚的な感覚であり、問診で聞き出す以外に知る方法はない。したがってここで「九竅」と言っているのはすべて自覚的な変化である。その意味ではここが問診の要点について述べたところと言うこともできる。また臭気については自覚的な変化と他覚的な変化の両方がある。

ところでここには注意しなければならないことが二点有る。一つは「穀味」と「味の変化」の違いであり、もう一つは「九竅」の変化、すなわち「声色臭味」の変化をどのようにして診断に結びつけるのかという問題である。

まず「穀味」と「五味」の違いについて述べておこう。五味は言うまでもなく「酸・苦・甘・辛・鹹」であり、これらはいわば食物の特性を知る感覚である。また穀味はそのような味ではなく、食物の持っている質を知る感覚、いや単なる感覚というよりはそれを好む自発的な欲求と結びついた感覚である。脾は食欲の中心となる臓器であるから、食物の性質よりも食欲のもとになる「美味しい・まずい」の感覚である。いわゆる「うまみ」を区別して体に必要な物を求める原動力となるものである。それ故に「穀味」は脾の強さを知る手がかりとなる感覚なのである。

そして何故に腎と耳が結びつくのかという問題は、この後の四十難に述べられている。

また「目和するときは黒白を知る」は色の違いばかりでなく、明暗を識別する作用も含まれていることになる。「五色を知る」と言わずに「黒白を知る」と言ったのはそのためである。だがここで大きな問題が出てくる。「声色臭味」の「色」は顔色であって患者自身の感じる色ではない。発熱のような一部の症状では「黄色く見える」などの訴えもあるが、一般的に色覚の変化は問題ではない。むしろ診断においては明暗を識別する変化のほうがはるかに重要である。つまり「黒白を知る」という表現は「声色臭味」よりも重い段階を意味するからである。まずこのことがＢの病症を解釈するヒントであり、(1) の疑問を解決する鍵でもある。

視力や聴力、嗅覚などの衰えは自覚的な変化であり、先天の気の衰弱を意味する変化でもある。それに対して顔色や声の質が変わるとか、あるいはいつもと違う臭気を身体から発する、などの変化はもっと別の意味を持っている。つまり他覚的な変化は主に後天の気の変調による症状と見なすことができる。言い換えれば他覚的な変化は比較的軽い状態として認識でき、自覚的な変化はかなり重篤な症状としてとらえることができるのである。

次はＢの問題である。前に（2）の問題点として「太」（大いに）の読み方を指摘しておいたが、Ｂの段落をよくみると、この一字のおかげで四段階の病症を述べていることが分かる。すなわち記号のヘ・ト・チ・リはそれぞれの段階を示したものである。

記号ヘは「五臓和せざるときは九竅通ぜず。六腑和せざるときは留結して癰を為す。」という段階である。「九竅通ぜず」は視力や聴力などの異変が起きたり、あるいはそれがやや衰える状態、そして陽の変化の場合は「癰を為す」というから皮膚に腫れ物などができる状態である。これは老人性の初期変化のようなもので、耳が遠くなったり視力が低下するとか、あるいは皮膚がかゆいなどの症状が現れる段階をいう。

記号トはそれよりも少し深くなって、「陽脈盛んなり」及び「陰脈盛んなり」という状態である。陽脈は盛んといえども陰脈も少しは流れており、陰脈が盛んといえども陽脈も少しは流れている状態である。これは軽い臓病の段階であり当面生命に別状はないが、日常生活に支障が見られ、横になっていなければならない状態である。相剋的な症状が現れることもあれば激しい陽実症のこともある。三難ではこの状態の脈を「大過」と言い「陰脈盛ん」な状態の脈を「不及」と言っているのである。

記号チは関と格の段階である。すなわち「陰気太いに盛んなるときは陽気あい営せざるなり。故に格と曰く」と「陽気太いに盛んなるときは陰気あい営せざるなり。故に関と曰く」という状態である。陰陽どちらの場合もすでに反対の脈が止まってしまった段階で、この状態になると意識障害が現れたり、仮にあったとしても精神的に現実認識が出来ない状態である。ここまで来るともう五行的な病位ではなく、三焦の障害、あるいは心包の力の低下として見なければならない。この時の脈を三難では「陰陽相乗」

と言っているのである。

最も重症なのが記号リの「陰陽ともに盛んなればあい営することを得ざるなり。故に関格と曰く」の段階である。これは陰陽とも邪に侵されて交流しなくなってしまった状態を指して言ったものである。「その命尽くすことを得ずして死す」とあるところから、死の直前の状態ということになる。

陰陽が交流しないので、虚体なのに顔色が良くて熱が有ったり、あるいは急に意識が戻ってしっかりしているように見えたり、尿はまったく出ないなどの症状がある。いわゆる「陰虚火動」と呼ばれる段階である。三難で言う「覆溢」もこれである。

続いてＣの部分について考えてみよう。質問では「気独り五臓をめぐりて六腑を営せざる者は何ぞや？」ときいている。にも拘らず「陰脈は五臓を営し、陽脈は六腑を営す」と答えている。この部分の質問と答のくい違いを考えることが大切である。

最後の一行を除けば答えの大部分が『霊枢・脈度篇』と同じである。ということは、『霊枢』の引用部分にはあまり意味がなくて「大事なのは問いの文章と最後の一行である」というところに落ち着く。扁鵲は問いの文章と答えの文章との間に『霊枢』の一節を挟むことで、未熟な読者の頭の混乱をねらったのである。これは決して意地が悪いわけではなく、レベルの高い読者、質の高い読者にのみ真意が伝わることを願ったからである。

そこでＣの部分の真意は何かを考えてみると、

(問い)「気独り五臓をめぐりて六腑を営せざる者は何ぞや？」

(答)「それ覆溢せざれば、人の気内は臟腑を温め、外は腠理をうるおす。」

とある。

この問いの文章を見れば、誰でも「変だぞ？」と思うに違いない。扁鵲は読者にそう思わせてもう一度この難を最初から読み直せば『それ覆溢せざれば』の意味が分かるように書いている。

そこでもう一度最初に戻ってみると、やはりそれを解く鍵が隠されていたのである。

Ａの始めの「五臓はまさに上、九竅に関わるべし」がそれである。ここの部分の説明で筆者は「五臓はまさに『上りて』と読んでも間違いではない」と言ったが、上る者が有るなら下る者もあるはずである。それを教えていたのがこの問いの文章である。

つまり陰は上り陽は下るものである。「五臓はまさに上、九竅に関わるべし」という文章の後に「六腑はまさに下、二陰に関わるべし。」の一文が隠されていたのである。したがって「気独り五臓をめぐり」と「五臓はまさに上、九竅に関わる」とは対になっていたことになる。

Ｂの説明の中で尿閉の例を挙げたが、六腑が大いに盛んになった時、二陰が塞がって大小便が出なくなる。扁鵲は「独」の一文字にその意味を込めたのである。そのほかＢの始めに「九竅通ぜず」という言葉を使ったのも、そのヒントであったことが分かる。

このことは脳溢血の発作などの予後を知る場合の重要なポイントである。例えば意識障害の強い患者であっても、発作の時に大小便を失禁している者は回復の可能性が高く、長く便通のない者は死亡率が極めて高い。仮に回復したとしても望ましい状態にはなり得ないのが普通である。まさに「六腑和せざる時は二陰通ぜず」であり、「二陰通ぜざる者はその命尽くすことを得ず」という一例である。

では「五臓にのみめぐって、六腑を営することがない気」とは一体何かと言うと、三十四難などに言う「神気」であり先天の原気である。それが衰弱すると九竅の働きが弱くなるのである。六腑は直接先天の気の影響を受けるわけではないが、五臓の支配を受けて働くために、先天の気の力が弱くなると六腑の塞がる症状が現れるのである。それが原文で言う「気これに留る」である。

神気と言えば今でいう体性神経系の機能を指し、先天の気と言えば自律神経系までを含めたすべての神経作用を指す。すでに二千年前にそこまで区別できたことに驚嘆せざるを得ない。

始めに「Ｂが本難のメインテーマである」と述べたが、ここまで分かればそのことは訂正しなければならない。実はＡとＣとの中に著者の真意が隠されていた訳である。

四十難

［原文］

四十の難に曰く。経に言う。肝は色を主る。心は臭いを主る。

注1

四十難曰。　経言。　肝主色。　心主臭。

脾は味を主る。肺は声を主る。腎は液を主る。

脾主味。　肺主声。　腎主液。

鼻は肺の候、　而して反して香臭を知る。

A

鼻者肺之候、而反知香臭。

耳は腎の候、　而して反して声を聞く。その意は何ぞや。

耳者腎之候、而反聞声。　其意何也。

然るなり。肺は西方の金なり。金は巳に生ず。

み

然。　肺者西方金也。　金者生於巳。

巳は南方の火、火は心、　心は臭いを主る。

注2

巳者南方火、火者心、心主臭。

故に鼻をして香臭を知らしむ。腎は北方の水なり。

　　　　　　　　　　　　　　B
故令鼻知香臭。　　　　　**腎者北方水也。**

水は申に生ず。申は西方の金、金は肺、　肺は声を主る。

　　　　さる　　注３
水生於申。　申者西方金、金者肺、肺主声。

故に耳をして声を聞かしむ。

故令耳聞声。

注１：経に言う＝『霊枢・脈度篇』の要約である。

注２：巳は南方の火＝巳は真南から東に向かって十五度の所から、同四十五度までの間の方位を言い、この方位は火に属する。

注３：申は西方の金＝申は真西から南に向かって十五度の所から、同四十五度までの間の方位を言い、この方位は金に属する。

【解説】

本難は三十四難に述べた「声色臭味」に関する矛盾の説明である。そのうちの二点を指摘して説明を加えている。

まず記号Ａの所で「鼻は肺の候であるにも拘らず、心の主りである臭いを感じるのはなぜか？」と質問し、記号Ｂでは「耳は腎の候であるはずなのに、肺の主りである声を聞くのはなぜか？」という二つの問題を提起している。

三十四難の問いに「声色臭味」と言って液を加えていなかったのは、実はこの問題が有ったからである。またここには指摘されていないが、もう一つ似た問題が有る。それは心の候であるはずの舌が、脾の主りである味を感じるのはなぜかという問題である。あえてそれを出さないところが本難を解くヒントである。

本難の答えは方角を使った三段論法で説明されているが、それをここで繰り返してもあまり意味があるとは思えないので、直接解説に移ることにする。

三十四難に言う「声色臭味」のうち、味を除いたものには病体から発するものと本人が感じる場合とがある。その違いを明らかにするのが本難のねらいである。例えば「臭いが分からない」という病証とある特定の臭い、例えば腥（なまぐさ）い体臭を持つ病証とは意味がまるで反対である。言うまでもなく前者は自覚症状で後者は他覚症状である。三十四難のそれは主に術者の感じる他覚症状を指しているが、本難はそれを自覚症状の場合に置き換えて説明したものである。そのうち色については自覚症状も他覚症状も矛盾がないので、ここには取り上げられていないのである。

まず『難経鉄鑑』では非常に興味深い解釈をしているので、それを口語訳してここに紹介してみることにしよう。

「色と味はどちらも物質を離れることができないので陰に属する。しかし色は離れた所からも見えるので陰中の陽と言う。陰中の陽は肝木であり、色の変化を肝木の変化と見るのはそのためである。また味はそれが舌に触れない限り認識できない。それで陰中の至陰という。陰中の至陰は脾の主りである。味はまた火によって煮炊きしたものより生ずるので土に属する。それで味覚の異常は脾の変動になるのである。また声と臭気は空気中を流れ、どの方向からでも感じるので陽の気に属する。臭気は燃えた物から発し、風によって遠方にまで運ばれるので木の生ずる気、すなわち火である。火は極陽の気であり陽中の陽と言う。声は前後を問わずどこからでも聞こえるので陽中の陰に属する。陽中の陰は金であり肺である。それ故に肺は声を主るのである。」そのあとに「陽の気は本来の主りである体を離れてよく生ずるの舎（やど）りに就く。」と書かれている。だから鼻が臭いをかぎ、耳が声を聞くのは例えば子供が母に食の気を求めるようなものだ」と言っている。

確かに声に関してはこの論法で説明できる。しかし臭いに関してはその矛盾が解決されていない。広岡蘇仙は「金中に火有るなり」と言っているが、金と火は相尅関係であり、金と水の関係とはおのずと異なる。筆者は始めに「脾の主りをあえて出さないところが本難を解くヒントである」と書いたが、その問題を考えれば両方とも解決できるのである。

図５は本難で使われている五行観を示したものである。中央に土を配して四方を強調した形になっている。難経でこの図を使うのは七十五難と本難だけである。その意味では本難は七十五難のヒントになっているとも言えるのである。

いわゆる五角形の相生の図とはまったく違ったパターンであるが、この図からは二つのことが分かる。一つは土が他の四つから独立しているということ、もう一つは同じ相尅関係の中でも作用の強いものとあまり強くないものとがあるという点である。水と火は最も強い相尅関係に当たるが、それに比べると火剋金は比較的作用の緩い相尅関係に当たる、と言えはしないだろうか。金と火の関係をあたかも相生関係のような書き方をしているのはそのためであろうと考えられる。

ここで大切なことは、土が他の四つから独立しているという点である。土は中焦であり後天の気でもある。これを無視するような書き方をしたのはそれが後天の気と関りのない病証について言おうとしているからである。簡単に言うと「臭いを感じない」とか「耳の聞こえが悪くなった」などの病症は後天の気と関りの薄い症状、つまり先天の気が弱った結果なのである。「声色臭味」のうち患者の身体から発するものの異常は後天の気の力の低下によるが、患者自身の感覚の変化はまさしく先天の気の衰弱によるものである。それでもなお**図５**に見られる中央の土は、例えば車の車軸のようなもので全体の回転（変化）を主る大変重要なものであることに変わりはない。要するに三十四難は非常に軽い病症について述べていたのに対して、四十難は先天の気に異常が現れたかなり重い病証について述べていたということになるのである。

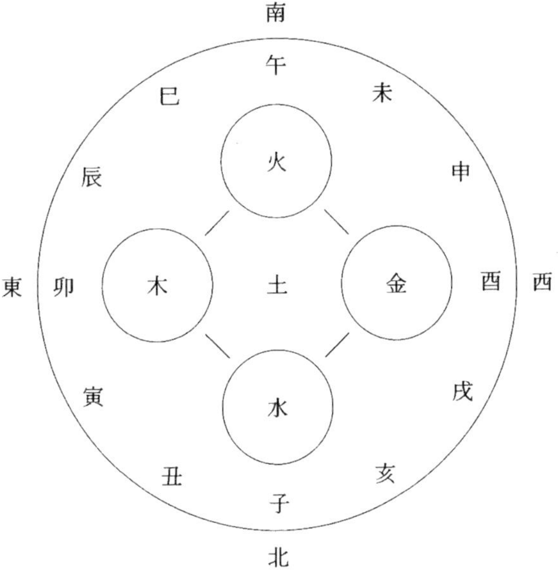

図 5 - A

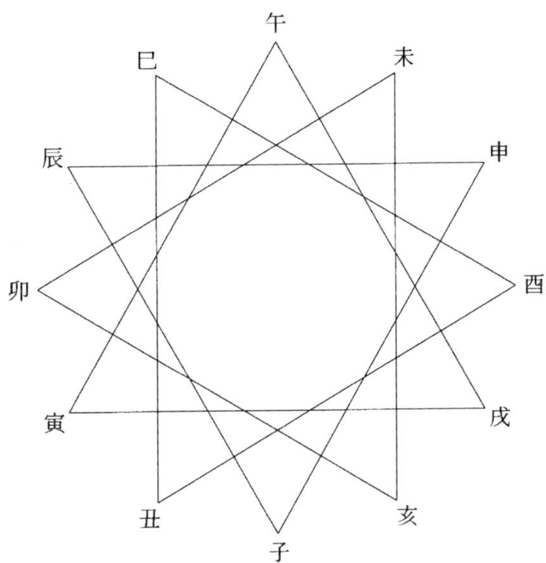

図 5 - B　三合会局

脈診Ⅰ

今さら言うまでのこともないが、脈診法については一難から二十一難までに述べられている。これは難経全体の実に四分の一の量に当たる。けれども各難をよく読んでみると、中身は脈診に名を借りた病証論になっているものが少なくない。数字の順に読んでも内容に一貫性を感じないのはそのためである。まず脈診のはじめにその概略を見ていくことにしよう。

難経の脈論を分かりやすく読むためには視点を変えて、脈診論として読むのではなく、病証論として読むのである。つまり「脈診でこれを知るのは不可能だ」と感じたら、そこは「病気の形について述べた所だ」と考えることである。そうすれば「脈診は難しい」などという気持ちは消えて「臨床とはこういうものだ」「病気とはこういうものだ」という気持ちが自然に湧いてくるものである。そのために本書も極力病証論的な説明を加えるようにつとめた。

病証論として読むための基準はたった一つしかない。それは健康な状態から死に至るまでの各段階を区別して、「一体どの段階について述べているのか」を考えながら読むことである。現在の日本の鍼灸師が扱う患者はほとんどが予防やアフターケアーなど比較的安定した病証が主になっている。けれども当然のことながら扁鵲の時代には医者としてすべての患者を診察していたわけである。したがって難経の内容も医療の精神を含め、医学思想全般にわたっていると見るべきなのである。

そこで病証の各段階を難経流にまとめてみると、次のように言うことができる。

(1) 基本的には十二経の数を使ったものがもっとも健康に近い。その意味では十難の「一脈十変」がもっとも軽い病証と言える。

(2) 五の数を用いて説明しているものは少し重くなった病証である。五臓病証の中でもいわゆる「順証」に当るものである。五難・十六難の内容がこれに相当する。

(3) 「声色臭味」を使ったものは相尅病証を説明するためである。だからかなり重い方の病証で、しかも広い範囲にわたって述べられている。十三難や十七難などがこれに相当する。

(4) 「三焦」をベースにした説明は、先天の気にまで異常を来した病証である。十八難・四難がこれに当たる。

(5) 陰陽のみを用いて説明をしているものは、かなり死期の近づいた病証である。三難・十九難・六難などがこれに当たる。

(6) 結代及び呼吸との関連を述べているものは最も死期の迫った病証である。四難・十一難・十四難・二十難などがこれに当たる。

このうち内容的に中心となるのは、何といっても十六難から二十難までの五つの難であろう。これらの難はいずれも脈と病証の関係について書かれたところであるが、次第に重くなっていく症状の変化を五段階に分けて、脈の特徴と共にとらえたものである。

まず十六難は比較的軽い病証、十七難は中等証、そして十八難は比較的重症な病証を述べ、更に十九難は陰陽の混乱した病証、二十難は末期の病証という内容になっている。そして他の難にはそれらの難の基準となる内容を持った所が少なくない。

このような脈診の内容を理解するためには、それらの基準を知っておくことが大切である。その中で現代鍼灸の臨床に最も必要な所は十五難から十七難までの三つである。ただし、漢方薬を扱う者にとってはどの難も非常に重要であることは申すまでもない。

まず十五難は健康人の脈の形を述べた所であり、比較的軽い病証を診る場合の基準と言うことができる。また十三難は中等証、すなわち声色臭味が合っていない場合の診方を述べた所であり、四難と十四難、それに十一難は相当重篤な病証の鑑別法である。そして三難は十九難と同レベルの病証の鑑別法であり、二難はその前置きである。

このように見てくると、今までは「脈診は難しい」と思っていた内容が面白いように理解できる。脈診をx、症状をyとすれば、ちょうど二次方程式を解いた時のような気持ちになれるものである。

いわゆる脈診に関する難のうちで、最初の一難は脈診の原理を述べた所であり、最後の二十一難は最終的な原則、すなわち脈と呼吸の関係を述べた所である。この始め方と結び方は申し分のない構成になっている。そこで本書も扁鵲の意図にならい、一難から始めて二十一難で脈診の内容をまとめることにする。ただそれを全部羅列しても分かるものではないから、全体を三つの部分に分けて脈診Ⅰ・脈診Ⅱ・脈診Ⅲとして説明を加えることにする。

そのうち脈診Ⅰでは現代の鍼灸師に最も必要な十五難から十八難までを見ていき、脈診Ⅱでは二難を前置きとして、最も難解な三難と十九難を見てみることにする。また脈診Ⅲでは重篤な脈証とそれらの基準となる難について見てみることにする。

さて脈診Ⅰでは十五難から十八難までを数字の順に従って見ていくが、それを一難と七難で挟むという形をとることにする。一難は脈診の原理であり、七難はそれらの応用の仕方を述べた所だからである。

一難

［原文］

一の難に曰く。十二経皆動脈有り。独り寸口を取りて、以て

（の脈）

一難曰。　十二経皆有動脈。独取寸口、　以

五臓六腑、死生吉凶の法を決するは何の謂いぞや。然るなり。

注１

決五臓六腑死生吉凶之法何謂也。　然。

寸口は脈の大会、手太陰の脈動なり。人一呼に脈行くこと三寸、

　　注２
寸口脈大会、　手太陰脈動也。　人一呼脈行三寸、

一吸に脈行くこと三寸、呼吸定息に脈行くこと六寸。

　　　　　　　　　注３　　　（の間）
一吸脈行三寸、　　呼吸定息脈行六寸。

人一日一夜凡そ一満三千五百息、　脈行くこと五十度にして

人一日一夜凡一満三千五百息、脈行五十度

身を周る。漏水下ること百刻、榮衛の陽を行くこと二十五度、

　　　　　　　　　　　イ
周於身。漏水下百刻、　榮衛行陽二十五度、

陰を行くこともまた二十五度、一周となすなり。故に五十度にしてまた

ロ　　　　　　　　　　　ハ
行陰亦二十五度、　　為一周也。　故五十度復

手太陰に会す。寸口は五臓六腑の終始する所、

　　　　　　ニ
会於手太陰。寸口者五臓六腑之所終始、

故に法は寸口に取るなり。

注４
故法取於寸口也。

注１：五臓六腑、死生吉凶の法を決す＝この文節に文字を補うと次のようになる。

《白文》「決五臓六腑之病、別死生吉凶之法」

《読み》「五臓六腑の病を決し、死生吉凶を別つの法は」となる。

要するにこの文節は「診断法とするは」と言うのと同じである。

注２：脈の大会＝「大会」は「たいえ」と読む。全身の経脈を一循し終った榮衛が次の循環に移る所、あるいはその繋ぎ目という意味。終わりの所で「寸口は五臓六腑の終始する所」と言っているのと対を為している。つまり「脈の大会」は「寸口は十二経の終始する所」と同じである。

注３：呼吸定息（の間）に＝「一呼吸の間に」の意味。

注４：故に法は寸口を取るなり＝この「故に」の後に文字を補うとすると、

「故に（病を診するの）法は寸口を取るなり。」

「故に（脈を診するの）法は寸口を取るなり。」の二通りが考えられる。

【解説】

本難は言うまでもなく難経の最初を飾る内容であり、「なぜ脈診をするのか」の疑問を解き起こすためのスタートである。その意味でここは鍼灸医学思想の根幹をなすものであると言っても過言ではない。

問いの文章は「十二経中どこにでも動脈はあるのに、なぜ（独り）腕関節の動脈だけを診て診断ができるのか？」ときいている。「五臓六腑、死生吉凶の法を決するは」という言い回しは「診断に使えるのは」と言うのとまったく同じである。

それに対して「寸口は脈の大会、手太陰の脈動なり」と言っている。これが謂わば寸口脈の定義である。

続いていくつかの数字を挙げて脈動の原理を説明している。まず榮衛の進む速さを「一呼に三寸、一吸に三寸、呼吸定息（の間）に脈行くこと六寸」と言い、呼吸数を「一日一夜凡そ一満三千五百息」と定めている。また一日の榮衛のめぐりを「陽を行くこと二十五度、陰を行くこともまた二十五度」と述べ、全体では「一昼夜に五十度身をめぐる」と定めている。

これらの数字を見て「臨床的でない」と難経を軽蔑するのは正しくない。大切なことは臨床に役立つ内容を見逃さないことである。これらの数字は例えば十二支の動物名のようなもので、すべて俗人を納得させるための論理的な比喩にすぎない。だから現実とはかなり違っているが、いずれも比較するための数字でしかない。実際の呼吸数は一昼夜で二万四千回以上になるからである。

実はこれらの数字は二十三難に書かれた経脈の長さに基づいて算出された数字に過ぎないのである。二十三難には全身の経脈の長さを「十六丈二尺」と定めているが、この数字を基に本難の数字を計算すると、次のようにすべて割り切ることができる。

13500 ÷ 50 = 270（榮衛が全身を一周するのに必要な呼吸数）

270 × 6 = 1620（十六丈二尺）

この時代が水時計の時代であったことを考えれば「漏水下ること百刻」は当然のことである。しかし陰陽をめぐる回数を五十度と決めている点には説明の必要がある。これは生の基本数「五」を掛け合わせた「二十五」をそれぞれ陰陽に配した数である。それで「陽を行くこと二十五度、陰を行くこともまた二十五度」となる。だから記号ハの「一周となす」は一回の循環ではなく、榮衛の一昼夜のめぐりを「一周」と言ったのである。

そこで問題になるのが記号イ・ロの所の「陰陽」の意味である。

そのヒントが記号ニの所、すなわち「寸口は五臓六腑の終始する所」である。つまり注２の所で「脈の大会はこれと対を為している」と書いたのは、この二か所が「陽を行くこと二十五度、陰を行くこともまた二十五度」の説明になっているからである。

寸口は一方で「十二経の終始する所」であったが、他方で「五臓六腑の終始する所」でもある。その両方を二十五度ずつ循環した榮衛が「手太陰に会する所」が「脈の大会」すなわち寸口である。つまり「一昼夜で五十回」というのは、昼は主に十二経を二十五回、夜は主に五臓六腑を二十五回循環して、再び寸口の部から一日の循環を始めるのである。要するにここの陰は「五臓六腑」を意味し、陽は「十二経」を指していたわけである。そうすると、先の計算で出た数字は五臓六腑を含んでいないことになる。ところが榮衛が陰経を循環する時は五臓六腑も同時に栄養することになるので、特にその名をつけ加える必要はなかったわけである。

以上のことから「日中に苦しむ患者は陽病なので予後は比較的悪くないが、夜分に苦しむ患者は陰病なので予後はあまり良くない」と言えるのである。だから最後の文章で「陰陽両方の循環の出会う所である寸口の脈を診れば、『五臓六腑、死生吉凶の法を決する』ことができる」と結んでいるのである。

一難は難経の中でも特に難解な文の一つである。それを理解するためには「陰と陽」が何を意味しているのか、同じ文章の中から見つけ出すことが大切である。つまり一難では五臓六腑と十二経脈を陰と陽に分けて、そのつなぎめとなる地点が寸口の部、すなわち脈の大会であることが説かれているのである。

最後に一難から進める難としてはすべての難が可能であるが、本書ではこの後に最も オーソドックスで臨床に役立てやすい十五難から十八難までを続けることにする。

十五難

[原文]

十五の難に曰く。経に言う。春の脈は弦、夏の脈は鉤、

十五難曰。　経言。[注1]　春脈弦、　夏脈鉤、

秋の脈は毛、冬の脈は石、これ王脈なりや、はたまた病脈なりや。然るなり。

秋脈毛、　冬脈石、　是王脈耶、　将病脈也。　然。

弦鉤毛石は四時の脈なり。　春の脈弦なる者は、

A　注２

弦鉤毛石者四時之脈也。春脈弦者、

肝は東方の木なり。萬物始めて生ず。いまだ枝葉有らず。

肝東方木也。　萬物始生。　未有枝葉。

故にその脈の来たること濡弱にして長、故に弦という。

故其脈之来濡弱而長、　故曰弦。

夏の脈鉤なる者は、心は南方の火なり。萬物の茂る所、

夏脈鉤者、　心南方火也。　萬物之所茂、

枝を垂れ葉をのべ皆下曲して鉤の如し。故にその脈の来たること疾く去ること遅し。

はやく

垂枝布葉皆下曲如鉤。　故其脈之来疾去遅。

故に鉤という。秋の脈毛なる者、肺は西方の金なり。

故曰鉤。　秋脈毛者、　肺西方金也。

萬物の終る所、草木華葉皆秋にして落つ。

萬物之所終、草木華葉皆秋而落。

その枝独り毫毛在るがごとし。故にその脈の来たること軽く虚にして以て浮、

其枝独在若毫毛也。　故其脈之来軽虚以浮、

故に毛という。冬の脈石なる者、腎は北方の水なり。

故曰毛。　　冬脈石者、　　腎北方水也。

萬物の蔵する所なり。盛冬の時水凝りて石の如し。

萬物之所蔵也。　　盛冬之時水凝如石。

故にその脈の来たること沈濡にして滑、故に石という。

故其脈之来沈濡而滑、　　　　故曰石。

これ四時の脈なり。

此四時之脈也。

変有るが如きこといかに。然るなり。春の脈は弦、反する者は病と為す。

B

如有変奈何。　　　然。　　春脈弦、　反者為病。

何をか反すと謂う。然るなり。その気の来たること実強、これを大過と謂う。

何謂反。　　然。　　其気来実強、　　　　是謂大過。

病外に有り。気の来たること虚微、これを不及と謂う。病内に在り。

病在外。　気来虚微、　　　是謂不及。　　病在内。

気の来たること厭厭聶聶として楡の葉を循るが如きを平という。

えんえんじょうじょう　　　　めぐる

気来厭厭聶聶　　　　如循楡葉曰平。

ますます実にして滑、長竿を循るが如きを病むという。

めぐる

益実而滑、　　　　如循長竿曰病。

急にして勁、ますます強く新たに張りたる弓づるの如きを死すという。

注3

急而勁、　益強如新張弓弦曰死。

春の脈は微弦なるを平という。弦多く胃の気少なきを病むという。

春脈微弦曰平。　　　　　弦多胃気少曰病。

ただ弦にして胃の気無きを死すという。春は胃の気を以て本と為す。

但弦無胃気曰死。　　　　　　　春以胃気為本。

夏の脈は鉤、反する者は病むとなす。何をか反すと謂う。然るなり。

夏脈鉤。　反者為病。　　　　何謂反。　　　然。

その気の来たること実強、これを大過と謂う。病外に有り。気の来たること虚微、

其気来実強、　　　　是謂大過。　　病在外。　気来虚微、

これを不及と謂う。病内に有り。その脈累々として環の如く、琅玕をめぐるが如きを

是謂不及。　　病在内。　其脈累々如環、　　　如循琅玕

平という。来たりて而してますます数、鶏の足を挙げるが如きを病むという。

さく　　　　　　　注4

曰平。　来而益数、　　　　　　如鶏挙足曰病。

前曲して後居、帯鉤を操るが如きを死すという。夏の脈は微鉤を平という。

前曲後居、　如操帯鉤曰死。　　　　　　　夏脈微鉤曰平。

鉤多く胃の気少なきを病むという。ただ鉤にして胃の気無きを死すという。

鉤多胃気少曰病。　　　　　　　但鉤無胃気曰死。

夏は胃の気を以て本となす。秋の脈は毛、反する者は病と為す。何をか反すと謂う。

夏以胃気為本。　　　秋脈毛、　反者為病。　　　何謂反。

然るなり。その気の来たること実強、これを大過と謂う。病外に有り。

然。　　　其気来実強、　　　　　是謂大過。　　　病在外。

気の来たること虚微、これを不及という。病内に有り。

気来虚微、　　　　　是謂不及。　　　病在内。

その脈の来たること藹藹として車の如し。蓋しこれを按じてますます大を平という。

其脈来藹藹如車。　　　　　　　蓋按之益大曰平。

上らず下らず鶏の羽をめぐるが如きを病むという。これを按ずるに粛索として風の

不上不下如循鶏羽曰病。　　　　　　　按之粛索如風

毛を吹くが如きを死すという。秋の脈は微毛を平という。毛多く胃の気少なきを

吹毛曰死。　　　　　　　秋脈微毛曰平。　　　毛多胃気少

病むという。ただ毛にして胃の気無きを死すという。秋は胃の気を以て本となす。

曰病。　但毛無胃気曰死。　秋以胃気為本。

冬の脈は石、反する者は病となす。何をか反すと謂う。然るなり。

冬脈石、　反者為病。　何謂反。　然。

その気の来たること実強、これを大過と謂う。病外に有り。

其気来実強、　是謂大過。　病在外。

気の来たること虚微、これを不及という。病内に有り。

気来虚微、　是謂不及。　病在内。

脈の来ること上大下兌、濡滑にして雀の啄むが如きを平という。

脈来上大下兌、注5　**濡滑而如雀之啄曰平。**

啄啄と連属して内微曲するを病むという。

啄啄連属其内微曲曰病。

来たること解索の如く、去ること弾石の如きを死すという。冬の脈は微石を平という。

来如解索、　去如弾石曰死。　冬脈微石曰平。

石多く胃の気少なきを病むという。ただ石にして胃の気無きを死すという。

石多胃気少曰病。　但石無胃気曰死。

冬は胃の気を以て本となす。胃は水穀の海、　四時を稟けるを主る。

（の気）

冬以胃気為本。　　　　　胃者水穀之海、主稟四時。

皆胃の気を以て本となす。これ四時の変病死生の要会を謂うなり。

皆以胃気為本。　　　　是謂四時変病死生之要会也。

脾は中州なり。それ平和にして見るを得べからず。衰えてすなわち見ゆるのみ。

C　　　　　　　　　　　　　　　　　　　　　　　注６

脾者中州也。其平和不可得見。　　　　　衰乃見耳。

来たること雀の啄むが如く、水の下りて漏れるが如し。これ脾衰えて見ゆるなり。

来如雀之啄、　　　　　如水之下漏。　　　　是脾衰見也。

注１：経に言う＝『素問』「平人気象論」及び「玉機真臓論」に見られる。
注２：四時の脈＝「四時」は四季と同じ。すなわち脈状の季節変化を指す。
注３：勁＝この字は「動」と同じである。
注４：鶏の足を挙げるが如き＝不規則で落ち着きのないこと。
注５：兌＝喜ぶ・集まる・通る・鋭い、等の意味がある。
注６：見ゆる＝ここは「あらわるる」と読んでも良い。

【解説】

本難は健康な脈と脈状のごく基本的な知識について述べた所である。

まず質問は「四季に見られる弦鉤毛石という脈は王脈なのか、それとも病脈なのか？」と聞いている。その答は原文中の記号で示したＡ・Ｂ・Ｃ、三つの部分からなっている。

Ａでは弦鉤毛石の各脈状が肝・心・肺・腎の各臓の旺気によって現れる脈であることを説明し、Ｂはその変化について述べている。Ａの部分の説明のおかげで弦脈は肝の変動で見られる脈であることが分かる。同じように鉤脈は心、毛脈は肺、石脈は腎の変動、とそれぞれの関係も分かる。

次にＢの内容であるが、ここでは平脈と病脈、それに死脈を区別する基準について述べている。それぞれを区別する基準とは「胃の気を以て本となす」の一節である。この部分を要約すると次のようになる。

すなわち「健康な人は胃の気が強く、病人の脈は胃の気が弱い。それが全く無いのは死脈である。したがっていつの季節でも胃の気の有無・強弱を確かめることが大切である。」という意味になる。ここが本難の主題である。平脈とは健康な人の脈を言う。

質問に対する答えならこれだけで充分であるが、あえてＣを加えた理由は、どう見てもこの十五難を脈状論の総論と位置づけるねらいがあったと考えられるからである。つまり各部分を詳しく説明したのが次の十六難から十八難までの内容なのである。特にＣの文章には「脾は中州なり。それ平和にして見るを得べからず。衰えてすなわち見ゆるのみ」と、まことに意味深な言葉が使われている。この一節は十八難を解くヒントであり、ＡとＢもそれぞれの難のヒントになっていると筆者は考えている。したがって十八難までの解説をすべて終わらないと、十五難を解説したことにはならない。それ故にここでは脈状の形容のみを解説しておくことにする。

まず春の脈は「その脈の来たること濡弱にして長、故に弦という」と表現されている。「濡弱にして長」は、あくまでも柔らかく、それでいて陽気が強いので長の脈を拍つ。その様子は「いまだ枝葉有らず」と形容されている。ちょうど芽が出る前の枝を思わせる形であり、勢いはあるけれども冬の硬さの名残りもいくぶん残っているという脈である。このような脈を「弦を帯びる」と表現しているのである。

夏の脈は「来たること疾く去ること遅し」という脈で、それは生い茂った枝が垂れ下った形に似ている。これを「鉤を帯びる」と言う。

秋の脈は「その脈の来たること軽く虚にして以て浮」と形容されている。これは浮いて力のない脈である。「その枝独り毫毛在るがごとし」とは、ちょうど葉の散ってしまった林を遠くから見るような感じの表現である。これを「毛を帯びる」と言うのである。

また冬の石脈は「その脈の来たること沈濡にして滑」と書かれている。これは沈んで柔らかく滑らか（短）な脈を言ったものである。そしていずれの脈も強過ぎるのと弱すぎる脈は病脈であり、それが甚だしければ死脈である、と言っているのがＢである。

ここに使われている表現にはそれぞれ次のような意味がある。

「厭厭聶聶として楡の葉を循るが如し」とは艶と潤いと柔らかさが有るという意味。

また「長竿を循るが如き」とは「硬くて長い物を触れる」の意味である。

「累々として環の如く、琅玕をめぐるが如し」は非常に滑らかという意味で、琅玕は滑らかな玉石のことである。

「鶏の足を挙げるが如き」は、落ち着きがなく不規則で不安定という表現である。

「藹藹として車の如し」も軽く滑らかの意味、また「上らず下らず鶏の羽をめぐるが如き」は軽くて力がないという脈。「粛索として風の毛を吹くが如き」は「幽かで分かりにくい」の意味である。

「来たること解索の如く、去ること弾石の如き」は異常に硬い脈を指す。

「啄啄と連続して内微曲する」とは落ち着きがなく騒がしい脈を言う。

これらの表現は分かるが、その前が問題である。すなわち「脈の来たること上大下兌、濡滑にして雀の（餌を）啄むが如きを平という」の表現は筆者には甚だ疑問である。「上大下兌」というのは「尺が大きくて寸が鋭い」の意味であり、「濡滑にして雀の啄むが如き」は「柔らかくて不規則」の意味である。それを平というのはどう見ても理屈に合わない。その理由は、これらの言葉が主題をぼかすための道具として使われているためであろうと考えられる。それを見抜ける者だけが難経を解読できるのである。だからここの主題は脈状を通じて後天の気の強さを知ること、すなわち「皆胃の気を以て本となす」に尽きるのである。

なお前にも述べたように、十六難から十八難までの説明をすべて終わらないと十五難の説明が済んだことにはならない。それでCの部分については十八難の解説が終わってから述べることにして、次は十六難に進むことにする。

十六難

［原文］

十六の難に曰く。脈に三部九候有り、陰陽有り、

（十八難）（四難）

十六難曰。脈有三部九候、有陰陽、

軽重有り、六十首有り。一脈変じて四時と為す。

（五難）（七難）（十五難）

有軽重、有六十首。一脈変為四時。

聖を離れること久遠。各自これその法、何を以てかこれを別たん。

イ ロ

離聖久遠、各自是其法、何以別之。

然るなり。これその病に内外の証有り。その病これを為すこといかに。然るなり。

注1

然。是其病有内外証。其病為之奈何。然。

例えば肝脈を得てその外証よく潔し、面青くよく怒る。

A（弦）（潔癖）（顔色青）

仮令得肝脈其外証善潔、面青善怒。

その内証は臍の左に動気有り。これを按ずれば牢、もしくは痛む。

其内証臍左有動気。按之牢若痛。

それ四肢満閉、　淋溲して便難く、転筋するを病む。

注２

其病四肢満閉、淋溲便難転筋。

これあるものは肝なり。これ無き者は非なり。

（病）　　　　　　　（肝病にあらざる）

有是者肝也。　　　無是者非也。

例えば心脈を得てその外証は面赤く口乾きてよく笑う。

B　　（洪）　　　（顔色赤く）

仮令得心脈其外証面赤口乾善笑。

その内証は臍の上に動気有り。これを按ずれば牢、もしくは痛む。

其内証臍上有動気。　　　按之牢若痛。

その病煩心して、心痛し、掌中熱して啘す。これ有る者は心なり。

注３

其病煩心、　心痛、　掌中熱而啘。　有是者心也。

これ無き者は非なり。

無是者非也。

例えば脾脈を得てその外証面黄色く、よく噫し、よく思い、よく味わう。

C　　（緩脈）　　（顔色黄色く）　　　　　　注４

仮令得脾脈其外証面黄、　　善噫、　善思、　善味。

その内証はまさに臍に動気有り。これを按ずれば牢、もしくは痛む。

其内証当臍有動気。　　　按之牢若痛。

その病腹脹満し、食消せず、体重く節痛む。怠惰し臥するを嗜み、

其病腹脹満、　食不消、体重節痛。　怠惰嗜臥、

四肢収まらず、これ有る者は脾なり。これ無き者は非なり。

四肢不収。　有是者脾也。　無是者非也。

例えば肺脈を得てその外証面白く、よく嚔し、悲愁して楽しまず、

D　（毛又は濇）（顔色白）

仮令得肺脈其外証面白、　善嚔、　悲愁不楽、

哭せんと欲す。その内証は臍の右に動気有り。これを按ずれば牢、もしくは痛む。

欲哭。　其内証臍右有動気。　按之牢若痛。

その病喘咳して洒淅寒熱す。これ有るは肺なり。

（ぞくぞくする）

其病喘咳洒淅寒熱。　有是者肺也。

これ無き者は非なり。

無是者非也。

例えば腎脈を得てその外証面黒く、よく恐れ、欠す。

E　（石又は沈）（顔色黒）　（なまあくび）

仮令得腎脈其外証面黒、　善恐欠。

その内証は臍の下に動気有り。これを按ずれば牢、もしくは痛む。

其内証臍下有動気。　按之牢若痛。

その病逆気して小腹急痛し、泄らすこと下重の如し。足脛寒して逆す。

（のぼせる）注５　　　（裏急後重の下利）　　　（足冷たく顔ほてる）

其病逆気小腹急痛、　泄如下重。　足脛寒而逆。

これ有る者は腎なり。これ無き者は非なり。

有是者腎也。　無是者非也。

注１：内外の証＝内証は切診所見、外証は望診所見を指す。
注２：淋溲して＝尿閉のこと。『難経集注』には「癃溲」とある。
注３：啘す＝からえずき。
注４：よく味わう＝味の変化が表れるという意味。
注５：小腹＝下腹部のこと。（上腹部は大腹という）。

【解説】

本難は切診所見と望診所見に基づき、五臓の病証を整然と述べた所である。一見質問と答えの内容がかみ合っていないように見える。それで『難経古義』という本では問いの文章を一切削除してしまっている。けれども筆者はこの問いを決して無駄な文章とは考えていない。その理由はこの難を正しく解釈するためのキーワードが問いの文章の中に隠されているからである。実は注１の所、すなわち「聖を離れること久遠」の一節がそれである。これは注釈でも述べたように「昔ならともかく、今は未熟な医者ばかりになってしまった。」という、扁鵲の嘆きとも感想とも取れる言葉である。この一節をもとに問いの文章を訳してみると次のようになる。

「脈診には三部九候・陰陽・軽重、その他、四季や六十干支に基づく変化等、いろいろな方法が知られている。それはこれまでの各難で述べてきた通りであるが、

イ　「聖を離れること久遠」＝「今時の未熟な医者にはそんな難しいことは分かるはずがない」と言った意味。

ロ　「各自これその法、何を以てかこれを別たん」＝「そこで病証をやさしく見分けるにはどうしたら良いか？」といった意味。だから「各自」は読者自身を指すと見ることもできるが、肝・心・脾・肺・腎それぞれの病証を指すという見方もできる。

したがって問いの文章は「今までいろいろ難しいことばかり言ってきたが、分からない人はこれだけ覚えておけば良い」という意味になる。つまり本難の内容は比較的治しやすい、単純な病証を述べたものであることが分かる。これは扁鵲の親切と見るべきである。

答えは記号AからEまでの五つの部分に区分されているが、それぞれ肝・心・脾・肺・腎の病証を内証と外証に分けて述べているだけである。

A　肝脈を得て「その外証よく潔し」＝「肝脈を拍っている者は大抵潔癖な性格になっている」という意味であり、その他には「面青くよく怒る」などの症状がある。その内証（腹診所見）としては「臍の左に動気がある」というのである。

その後の「四肢満閉、淋溲して便難く、転筋す」は問診所見と言っても良い。肝を病む時は手足がこわばって尿のきれが悪いとか、便秘をしやすい、あるいは筋肉の痙攣などといった症状が見られる。これは肝の変動が“筋（すじ）”に現れるからである。

B　「心脈を得てその外証は面赤く、口乾きてよく笑う」＝「心脈を拍っている者は顔色が赤く、口が乾いて笑うような話し方に聞こえる」などの症状が見られる。腹診所見としては「臍の上に動気が有る」という症状が見られる。その他、「煩心して心痛し、掌中熱して啘す」は「胸苦しさや痛みが有り、手が熱くてからえずきが出やすい」などの症状がある。“啘”は咽喉部に感じる嘔気のことで、極端な精神的緊張の際に見られる。

C　「脾脈を得てその外証面黄色く、よく噫し、よく思い、よく味わう」

＝「脾の変動によって顔は黄色みを帯び、“げっぷ”が出やすく味の感じ方に変化が現れる。また考え込むことが多くなる」の意味。味の変化は五味のうち特定の味を強く感じたり、逆に感じなくなったりするものである。腹診所見は臍の部に動気がある。

問診所見としては「腹脹満し、食消せず、体重く節痛む。怠惰し臥するを嗜み、四肢収まらず」となっている。また「腹が満ちたり張ったりする症状、あるいは消化不良や手足がだるくて節々が痛む」などの症状はいずれも脾の変動によるものと見ればよい。

D　「肺脈を得てその外証面白く、よく嚏し、悲愁して楽しまず、哭せんと欲す」＝「肺の変動は顔色が白く、くしゃみが出やすい。考えが悲観的になり、泣き声のような声に聞こえる」などの症状が有る。腹診所見は「臍の右に動気が有る」などの症状である。

その他には「喘咳して洒淅寒熱す」（せきをしたり身体がぞくぞくする）といった症状がある。

E　「腎脈を得てその外証面黒く、よく恐れ、欠す」＝「顔が黒くてびくびくしたり、なまあくびをしたりするのは腎の変動による」というのである。腹診所見としては「臍の下に動気が有り」である。問診所見は「逆気して小腹急痛し、泄らすこと下重の如し。足脛寒して逆す」とある。これは「下腹部痛、あるいはしぶり腹、あるいは顔がほてって足が冷える」などの症状のことである。

以上のように答えの部分、すなわちＡからＥは比較的軽い病証で、五行的に矛盾のない病状を非常に整理された内容で、しかも具体的に紹介している。難経の中では珍しく親切な所である。

次は十七難に進むことにする。

十七難

［原文］

十七の難に曰く。経に言う。病あるいは死する有り。

注1

十七難曰。　経言。　病或有死。

或いは治せずしておのずから愈ゆる有り、或いは年月を連ねていえず。

注2

或有不治自愈、　或連年月不已。

その死生存亡は脈を切してこれを知るべきや。然るなり。ことごとく知るべきなり。

其死生存亡可切脈而知之耶。　然。　可盡知也。

病を診するにもし目を閉じて人を見ることを欲せざる者は、脈まさに肝の脈を得るべし。

A　注3

診病若閉目不欲見人者、　脈当得肝脈。

弦急にして長、而して反して肺脈を得る。浮短にして濇なる者は死すなり。

注4

弦急而長、　而反得肺脈。　浮短而濇者死也。

病もし目を開きて渇し、心下牢なる者は脈まさに緊実にして数を得るべし。

B

病若開目而渇、　心下牢者脈当得緊実而数。

反して沈濇にして微なる者は死すなり。病もし吐血し、また鼽衂血する者は、

C　注5

反得沈濇而微者死也。　病若吐血復鼽衂血者、

脈まさに沈細なるべし。而して反して浮大にして牢なる者は死すなり。

脈当沈細。　　　　　而反浮大而牢者死也。

病もし譫言妄語すれば身はまさに熱有るべし。脈はまさに洪大なるべし。

D

病若譫言妄語身当有熱。　　　　　　　脈当洪大。

而して反して手足厥逆し、脈沈細にして微なる者は死すなり。

（手足冷たく）

而反手足厥逆、　　　　脈沈細而微者死也。

病もし大腹にして洩する者、脈まさに微細にして濇なるべし。

E

病若大腹而洩者、　　　　脈当微細而濇。

而して反して緊大にして滑なる者は死すなり。

而反緊大而滑者死也。

注1：経に言う＝『素問・霊枢』には該当する文が見当たらない。

注2：不治＝ここは「治らない」の意味ではなく「治療しなくても」の意味。

注3：当＝ここでは「当」で始まる文は治りやすい病証を表す。すなわち「まさに……の者は癒ゆべし。」という形である。

注4：而＝同様に「而」で始まる文は治りにくい病証を表す。すなわち「而して……の者は死すなり。」の形である。

注5：衄衂血＝鼻出血。

【解説】

本難は治りやすい病証と治りにくい病証の鑑別法を述べた所である。

質問では「病気には死ぬ者もあれば治りやすい者もある。また慢性化する者もあるが、脈を診てそれらの区別ができるのであろうか？」ときいている。

それに対して、次のような五つの例を上げて答えている。

A　目を閉じて人を見ることを好まない者は肝の脈を得るべし。(肝の脈なら助かる) 弦急にして長は治りやすい。浮短にして濇なる者（肺の脈）は死す。＝これは陽気が鬱塞する証で、陽脈なら助かるが陰脈を得る者は助からない。

B　目を開きて渇し、心下牢なる者は緊実にして数を得るべし。沈濇にして微なる者は死す。＝これは心火のむすぼれなので陽脈なら助かる。

C　吐血し、また鼽衄血する者は脈まさに沈細なるべし。浮大にして牢なる者は死す。＝出血は虚証なので虚脈なら助かるが、実脈・陽脈を拍つ者は助からない。

D　譫言妄語する者は身まさに熱有るべし。脈まさに洪大なるべし。手足厥逆し、脈沈細にして微なる者は死す。＝これはいわゆる「うわごと」のこと。陽実なら良いが陽虚は助からない。

E　大腹にして洩する者は脈まさに微細にして濇なるべし。緊大にして滑なる者は死す。　＝ここで言う大腹は上腹部のことではない。現在で言う「メドウサの頭」のような腹部の腫脹のことである。また洩する者は失禁である。どちらも相当重症な虚症であるから陽脈を拍つ者は助からない。

以上の例からも分かるように、前の十六難に比べてかなり重症なものである。しかも脈と病状の関係において、五行の相尅的なずれというのはわずかに一例のみで、あとはすべて陰陽の相違、あるいは虚実の相違という形になっている。言い換えれば十六難は脈の原則であり、十七難はその変証の見分け方を述べた所ということができるのである。

十八難

[原文]

十八の難に曰く。脈に三部有り。部に四経有り。

A

十八難曰。　　脈有三部。　部有四経。

手に太陰・陽明有り。足に太陽・少陰有り。

手有太陰陽明。　足有太陽少陰。

上下の部を為すとは何の謂いぞや。然るなり。手の太陰・陽明は金なり。

為上下部何謂也。　　　　　然。　　手太陰陽明金也。

足の少陰・太陽は水なり。金は水を生ず。

足少陰太陽水也。　金生水。

水流下行して上ることあたわず。故に下部に在るなり。

水流下行而不能上。　　　故在下部也。

足厥陰・少陽は木なり。手太陽・少陰の火を生ず。

足厥陰少陽木也。　生手太陽少陰火。

火炎は上行して下ることあたわず。故に上部と為す。

火炎上行而不能下。　　　故為上部。

手心主・少陽の火は足太陰・陽明の土を生ず。

手心主少陽火、生足太陰陽明土。

土は中宮をつかさどり、中部に在るなり。

土主中宮、　　　　　在中部也。

これ皆五行子母こもごも相生じ養う者なり。

此皆五行子母更相生養者也。

脈に三部九候有り。おのおのこれをつかさどるは何ぞや。然るなり。

B

脈有三部九候。　各何主之。　　　　　　　　　　　然。

三部は寸関尺なり。九候は浮中沈なり。

三部者寸関尺也。九候者浮中沈也。

上部は天にのっとり、胸以上頭に至るのやまい有るをつかさどる。

上部法天、　　　　主胸以上至頭之有疾也。

中部は人にのっとる。隔以下臍に至るのやまい有るをつかさどる。

中部法人。　　　　主隔以下至臍之有疾也。

下部は地にのっとる。臍以下足に至るのやまい有るをつかさどる。

下部法地。　　　　主臍以下至足之有疾也。

つまびらかにしてこれを刺す者なり。

審而刺之者也。

人の病、沈滞久しくして積聚する有り。脈を切してこれを知るべきや。

C　注１

人病有沈滞久積聚。　可切脈而知之耶。

然るなり。右脇に在りて積気有るを診すれば、肺脈結するを得る。

イ

然。　診在右脇有積気得肺脈結。

脈結甚だしきときはすなわち積す。結すること微なるときは気も微なり。

脈結甚則積。　結微則気微。

診して肺脈を得ず、而して右脇に積気有る者は何ぞや。然るなり。

ロ

診不得肺脈、　而右脇有積気者何也。　然。

肺脈見れずといえども、右手の脈まさに沈伏なるべし。

(現)

肺脈雖不見、　右手脈当沈伏。

そのほかの痼疾も法を同じくするや、はたまた異なるや。

注２

其外痼疾同法耶、　将異也。

然るなり。結は脈の来去時に一止す。常の数無し。名ずけて結というなり。

ハ

然。　結者脈来去時一止。　無常数。　名曰結也。

伏する者は脈、筋下をめぐるなり。浮く者は脈、肉上に在りて行るなり。

伏者脈行筋下也。　　　　　　　浮者脈在肉上行也。

左右表裏、　法皆この如し。

左右表裏、法皆如此。

例えば脈結伏する者で内に積聚無く、脈浮結する者で外に痼疾無し。

ニ

假令脈結伏者内無積聚、　　　　脈浮結者外無痼疾。

積聚有りて脈結伏せず、痼疾有りて脈浮結せざるは

有積聚脈不結伏、　　有痼疾脈不浮結、

脈、病に応ぜずと為し、病、脈に応ぜずと為す。これを死病と為すなり。

為脈不応病、　　　　病不応脈。　　　　　是為死病也。

注１：積聚＝病邪が古くなって深部に塊をなす症状をいう。聚は陽性で移動しやすく、積は陰性で固定している。（五十五難・五十六難参照）

注２：痼疾＝比較的表在性であるが、なかなか治らない病気のこと。

【解説】

この難の文章は全体が三つの部分からなっている。それを示したのが本文中の記号Ａ・Ｂ・Ｃである。

まず、記号Ａの所では相生関係を用いて寸口脈の五行の配置を説明している。特に「脈に三部有り」というのは、上中下の関係を強く意識させる書き方である。

次に記号Ｂの所はその三部の主（つかさど）る部位の説明である。Ａの所で上中下を

強く意識させたのはこの前置きだったからである。

上中下の関係とは、簡単に言うと「寸口・関上・尺中の三部に現れる脈の状態はそれぞれ上焦・中焦・下焦の各部位の症状と対応（主る）している」というのがＢの文章の要旨である。

また記号Ｃの所ではその上中下の部位に基づく積聚と痼疾の脈について述べている。

そこで本難を解くキーワードだが、Ｂの終わりの所にある「つまびらかにしてこれを刺す者なり」の一節であろうと思う。ただしこれは仮のキーワードであって、本物は別の所にある。それは最後に述べることにして、先に積聚と痼疾の問題を明らかにしておく必要がある。

Ｃの所の問いは「病邪が長く留まると積聚になるものが有るが、脈診でそれを区別することができるものであろうか？」ときいている。

それに対して「積気が有れば脈の結が見られる」と答えている。例えば右脇に積気が有れば肺脈、つまり右の寸口の部に結が見られるという。結の程度は積気の程度に比例している。この部分がいわば積聚の脈の原則である。

文章の順序が逆になっているが「結」とは記号ハの所に説明されているように「脈の去来時に一止す。常の数無し」(時々止まって数が定まらない)という形の脈である。これは現在で言う「結代の脈」のことである。(十一難参照)

記号ハの所は単なる言葉の説明にすぎない。重要なのは記号イ・ロ・ニの各部分の解釈である。

イ　「右脇に積気有るを診すれば、肺脈結するを得る」＝つまり右脇に積が有って、肺脈が結になるのは脈と病が合っているのでこれは順症である。陰陽の気が滞った時にこのような症状が見られる。

ロ　「結が見られなくても、例えば肺脈が沈伏すればやはり積がある」＝肺脈ならば普通は浮脈を拍つべき所だが、それが沈・伏になるのは変証である。陰陽の気が乱れた時にこの現象が現れる。

二　「脈結伏する者で内に積聚無く、脈浮結する者で外に痼疾無し」
「積聚有りて脈結伏せず、痼疾有りて脈浮結せず」＝いずれも脈と病が合わない形になっているので逆証である。逆証は死証である。陰陽の気が交流しなくなった時にこの現象が見られる。

最後の積聚と痼疾の説明をするためにＢの文章が必要であり、Ｂの理解のためにＡの寸口脈の配置が必要だったのである。けれども、Ｃの内容はあくまでも臨床例にすぎないから、本難の中心はＢの文章にある、ということができる。

もともと積聚とか痼疾といった病証は、たとえイの例のような順証であったとしても、難治の証であることに変わりはない。そのことがＢの説明と関わっているのである。なぜならば、Ｂの所で「上焦・中焦・下焦のいずれに病があるのかをつまびらかにして刺せ」と言っているからである。他の難ではほとんどが「五行、あるいは五臓の変動をよく見極めてから刺せ」と言っているのに対して、この十八難だけが「三焦の位置をつまびらかにして刺せ」となっている。

難経では五行を使って説明する時は比較的治り易く、軽い病気が多い。しかし陰陽を使って説明するときは難治の証である者が少なくない。また三焦を使って説明する時は先天の気が弱った時の証、すなわち死病なのである。その具体的な例が記号二の所である。

五行で説明できるのは病位がはっきりしている時であり、三焦を出さなければならない理由は病位が定まらなくなったからである。それはちょうど、所有者のない土地はどこでも国有地になってしまうのと同じである。人の体の場合で言えば、病位が定まらなければ先天の気の衰弱と見て差支えないのである。

ここまで分かれば十六難から十八難までは病状が段階を追って重症になってきていることが理解できよう。つまり十六難は五臓の基本病証であり

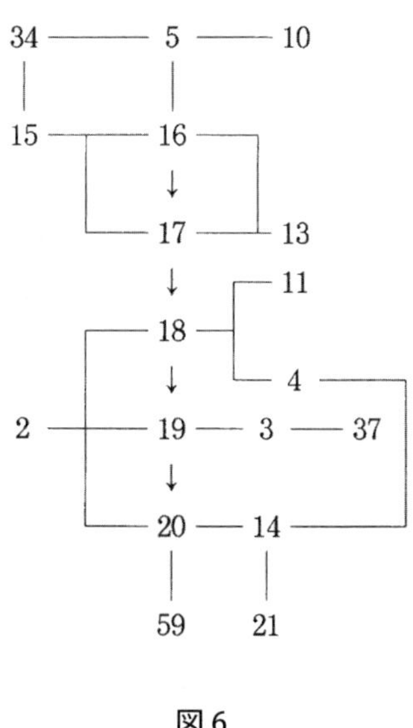

図6

「聖を離るること久遠」と言って、未熟な術者でも治せる症状ばかりを扱っていたわけである。また十七難は脈と病状の五行的なずれ、あるいは陰陽的な不一致だったのである。そして十八難では積聚や痼疾などの病証と脈とが全く合っていない病態を例に挙げて、死に一歩近づいた証を説明していたわけである。

そうしてこの三つの難をまとめていたのが十五難だったということになる。それを具体的に言うと、十六難は十五難の原文中のAの部分、すなわち季節の旺脈が病脈となった場合の説明であり、十七難は十五難の原文中のBの部分、すなわち変証についての説明だったのである。そして最後の十八難では「つまびらかにしてこれを刺す」を「仮のキーワード」と言ったが、本物のキーワードは十五難中の最後の一節にあったわけである。

十五難の原文を見ると、Cの所に「脾は中州なり。それ平和にして見るを得べからず。衰えてすなわち見ゆるなり。」と書かれている。この一節が十八難の本当のキーワードである。筆者が十五難の説明の中でこの部分を

「意味深な言葉」と言って保留しておいたのもその理由が有ったからである。

「中州」というのは普段は水の流れに隠れて見ることができない。それが見えるようになるのは水流が少なくなった時である。この一節こそ生命力の強さを水流に例えたものであり、中州（中焦）の存在を意識するのは十八難の例のように、先天の気が衰弱した時なのである。十五難ではその後「雀啄の脈」を出して「是、脾衰えて見ゆるなり」と続けているが、雀啄は実際には先天の気が衰えた脈であり、十八難に言う結と同じ意味である。

この辺りの難を内容ごとに整理すると、**図6**のようになる。

次は七難を見ることにする。

七難

［原文］

七の難に曰く。経に言う。少陽の至ること、乍ち大、乍ち小、

注　（脈の）　（乍＝たちまち）

七難曰。　経言。　少陽之至乍大、乍小、

乍ち短、乍ち長。陽明の至ること、浮大にして短。太陽の至ること

（脈の）　（脈の）

乍短、　乍長。　陽明之至浮大而短。　太陽之至

洪大にして長。太陰の至ること緊大にして長。少陰の至ること、

（脈の）　（脈の）

洪大而長。　太陰之至緊大而長。　少陰之至、

緊細にして微。厥陰の至ること、沈短にして敦。

（脈の）

緊細而微。　厥陰之至沈短而敦。

この六つの者はこれ平脈なりや、はたまた病脈なりや。然るなり。皆旺脈なり。

此六者是平脈邪、　　　　将病脈耶。　　　然。　　皆王脈也。

その気何れの月を以ておのおの幾日旺ずるや。然るなり。冬至の後甲子を得て

の日

其気以何月各王幾日。　　　　　　然。　　冬至之後得甲子

少陽旺ず。また甲子を得て陽明旺ず。また甲子を得て太陽旺ず。

の日　　　　　　　　の日

少陽王。復得甲子陽明王。　　復得甲子太陽王。

また甲子を得て太陰旺ず。また甲子を得て少陰旺ず。また甲子を得て

の日　　　　　　　の日　　　　　　　の日

復得甲子太陰王。　　復得甲子少陰王。　　復得甲子

厥陰旺ず。おのおの旺ずること六十日、

厥陰王。王各六十日、

六六三百六十日を以て一歳と成す。

六六三百六十日以成一歳。

これ三陽三陰の旺ずる時日の（脈の）大要なり。

此三陽三陰之王時日之大要也。

注：経に言う＝いわゆる「運気論」と呼ばれる。『素問・天元紀大論』などに見られる。

【解説】

本難は脈の季節変化について述べたところであるが、十五難でもまた同じように脈の季節変化を扱っている。したがってこれを正しく解釈するためには、その違いを読み取ることが重要である。

本難の質問は二段階になっている。始めの質問は「三陽三陰の脈の変化は平脈なのか、それとも病脈なのか？」ときいている。すでに質問の文章の中で各季節の脈の特長を述べているところが面白い。これは十分な基礎知識を持った読者を対象として書かれているからである。

それに対して「皆旺脈なり」と答えている。旺脈というのは「その季節に最もふさわしい脈」あるいは「有っても異常とは言えない脈」のことである。「その季節に最もふさわしい脈」とは最も盛んに働いている臓器の表す脈である。

では「平脈」と「旺脈」とはどのような違いが有るのかというと、それは平脈が完全に「健康人の脈」という条件の脈であるのに対して、旺脈は「平脈と病脈を区別するための基準となる脈」といった意味である。

二つ目の質問は更にその詳しい説明を求めたものである。だがその内容に入る前に、始めての読者のためにまず三陽三陰の意味から説明をしておかなければならない。

暦を診ると、いわゆる「えと」というのが書かれている。これは十干と十二支の組み合わせによる六十進法の記号で、それぞれ年・月・日・時に付けられている。本難で言うところの「三陽三陰」は日に付けられた干支をもとに述べたものである。

十干と十二支は気の盛衰を表現する上で大変重要な記号である。干は「幹」の略字で、天の変化を表すのに用いられる。また支は「枝」の略字で、地の変化を表すのに用いられる。干を上に付け支を下に付けてその組み合わせを作っていくと、10×12 = 120 となるはずである。ところが十干も十二支も陰陽で分けられるので、それぞれに番号を付けてみると、奇数番号の干と偶数番号の支の組み合わせ、及び偶数番号の干と奇数番号の支の組み合わせはあり得ないのである。奇数の者は必ず奇数同士、偶数の者は必ず偶数の番号同士の組み合わせとなり、十干と十二支の組み合わせは六十通りしかないことになる。したがって十干と十二支は掛け算ではなく、10と12の最小公倍数を表すものなのである。

十干は五行を大過と不及によって陰陽に分けたもので、陽は大過の時であり、「兄」の意味を持つ「え」を付けて呼び、陰は不及の時に当たるので「弟」の意味を持つ「と」を付けて呼ぶのである。一方十二支は、元は方角を知るための星座の名前であったが、干との組み合わせで六十進法を表すのに使われるようになったものである。

十干の始まりは甲（きのえ）であり、十二支の始まりは北を意味する「子（ね）」である。したがって本文中の「甲子」は六十進法の最初に当たる記号である。そこでこれを１番とする。以下60番の癸亥（みずのとい）までそれぞれの組み合わせは**表10**に示した通りである。このようにして十干は六回、十二支は五回循環して六十通りの組み合わせが成り立つ。甲子から癸亥までの組み合わせを日に配当すると、およそ二か月間になる。一年は三百六十五日であるから、甲子の日から癸亥の日まではどれも六回ずつ回ってくる。それぞれの六十日間が三陽三陰の単位となるのである。

毎年、冬至の後始めて回ってくる甲子の日を「陽遁（ようとん）」と呼ぶ。陽遁の日から百八十日間は昼の長さが長くなっていく時期で、陽遁の日を含めて甲子の日はこの中に三回ある。本文中の「少陽の至る」というのは陽遁の日から60日間のことである。

冬至の後、二回目に回ってくる甲子の日から60日間を「陽明の時期」と言う。更に三回目の甲子の日から60日間を「太陽の時期」と言う。ここまでが陽の季節である。

また夏至の後始めて回ってくる甲子の日を「陰遁（いんとん）」と言い、このころから夜の長さが長くなり始める。陰の時期にも甲子の日が三回まわってくるが、陰遁の日から60日間を「太陰」の時期と言うのである。

その後二回目に回ってくる甲子の日から60日間を「少陰」の時期と言う。

そして三回目の甲子の日から60日間を「厥陰」の時期と言う。これが陰の時期である。

本文中の二度目の質問に対する答えがこの「三陽三陰」の説明に費やされてしまって、肝心な脈の説明は「然るなり。皆旺脈なり」の一語に凝縮されている。その理由はそれぞれの時期の脈状が質問の中で尽くされているからである。旺脈とは季節の変化に伴う脈の特徴のことをいう。

各季節の旺脈を要約すると次のようになる。

少陽の（脈の）至ること乍ち大、乍ち小、乍ち短、乍ち長＝乍（たちまち）というのは「あるいは」とか「時には」と同じ意味である。だからここは「毎年一月から二月頃にかけては大脈も有れば小脈も有る、長脈も有れば短脈も有る」となる。陰が陽に変わって間もない時期なのでどんな脈が有っても不思議ではない。まだまだ寒さも厳しく、陰陽交錯して定まらない時期であるから、慎重に脈診をしなければならない時期である。

陽明の至ること浮大にして短＝「陽明」は太陽暦の三月から四月ごろのこと。この時期になると大分陽気も増してくるので脈は浮大になる。しかし陰気もまだいく分残っているので、短脈なども見られるのである。

太陽の至ること洪大にして長＝太陽暦の五月・六月ごろは最も陽気の旺盛な時期で、脈も陽脈が盛んになってくる。だから誰でも「洪・大・長」などの脈を拍つようになる。

太陰の至ること緊大にして長＝太陽暦の七月・八月は実際には最も気温の高い時期である。だから「大や長」の脈を拍っているが、その中にもわずかに陰気を含むので、「緊脈」などが現れるのである。

少陰の至ること緊細にして微＝少陰は九月・十月頃である。このころになると大分陰気が盛んになって、誰でも「細や微」などの脈を拍つようになる。ただその中にもわずかに陽気の残りを感じさせる「緊」などが見られる時期である。

厥陰の至る、沈短にして敦＝厥陰は十一月・十二月頃のこと。いよいよ寒さも本番となり、陰気も極まって身体も寒さに備えるために気が深い所に入る。そのために脈も「沈・短・敦」などを拍つのである。敦とは「厚い」というような意味だが、脈の場合は「深く沈んでいても確かな手ごたえに感じる」といった表現である。

以上のように脈もその時その時の陰陽の消長に従って変化していくものである。しかし健康であればその変化も甲子の日をもって突然変わるというものではなく、そのころになると徐々に変化していくものである。当然それぞれの脈が著名になるのはその中間の時期ということになる。ではなぜ甲子の日だけが特別に問題になるのかというと、臨床的には次のような理由からである。

(1) 甲子の日の前後は、症状が非常に変化しやすい。

(2) 甲子の日を一つの区切りとして、脈の状態をよくみて身体の変化を知るめやすとする。ただし、二十四節気のように治療法が変わるわけではない。

この二つの理由から三陽三陰の変化は病脈の程度を判断する際のひとつの基準となり得るのである。

ただ始めにも述べたように、ここで大切なことは本難と十五難との違いを考えることである。すなわち十五難では一年の変化を五つに分けているのに対し、七難では六つに分けている。その違いが分かればこの内容はおのずと解けるのである。

十五難で言う変化には二つの特徴がある。一つは脈の変化が必ず太陽暦(地球の公転軌道上の位置)と一致しているということ。もう一つは十五難に述べられた脈状が最も基本的な五臓病証の一つでもあるという点である。だから十五難の内容に従えば病状と脈状を結びつけることができる。それに対して七難では脈の拍ち方を純粋に天の運行と比較しながら述べている。そこに病証の入り込む余地はない。しかも七難の区分は一難の区分ともずれている。つまり他の難とは内容的にかなり違っているところが本難の特長である。本難の編集に当たり筆者が十六難から十八難までの内容を十五難と七難で挟むという編集方法をとったのも、実はその“違い”に注目したからである。

三陽三陰の変化に従えば、一年の長さは三百六十日となる。つまり甲子の日は毎年五日ずつ早くなっていくわけである。極端なことを言えば、閏年の分を含めて十二年で六十三日もどこかに消えてしまう形である。このことが何を意味しているのかというと、「同じ年は二度と回ってこない」ということではないかと思う。つまり十五難の五つの脈状では、年々変化してやまない病証の特徴までを表現することはできなかった。ところが天の動きを基準にすると、毎年変化する一種の傾向のようなものを言い尽くすことができる。

実際の臨床でもそれぞれの年によって、同じような訴えの患者がまとまりやすい傾向が認められる。例えば一九九六年（丙子）という年には、わが国で病原性大腸炎O-157による食中毒が集団発生したことがある。同じ年、鍼灸の治療には上肢痛を訴えて来院する患者が多く見られた。いずれもこの年特有の傾向と言って差し支えない。もちろん別の年には別の症状が多くなるはずである。

その年その年のこのような傾向をまとめてみると、一種の“波”であることが分かる。「難経の数理」の中で「三は変化の始まり」と書いたが、まさしく三陽三陰は変化の基本を解き明かす鍵なのである。また六循というのも刻々と流れてやまない年月の運行を表すのに大変便利な数字だということも分かる。

わずか六十種類の組み合わせが、無限の時の流れを言い尽くして極まりないこの体系の完成度を見れば、まさに驚きというほかはない。

脈診Ⅱ

今度は十八難よりも更に悪化した病型を見てみよう。前にも述べたように、難経の脈論は脈診に形を借りた病証論になっている。その中心となるのが十六難から二十難までの五段階である。十六難は最も治りやすい順症で、十七難はやや複雑になった相尅病証、そして十八難は病位が複数の臓器に及んだ三焦病症であるということは脈診Ⅰで述べた。十八難よりももっと進んだ病症とは、十九難・三難、そして最も重篤な二十難である。ここではそのうちの十九難と三難について考えていく。これらは現在の鍼灸師にはほとんど縁のない病型ではあるが、難経の病証観を理解する上で欠くことのできない内容である。ただ三難も十九難もその前置きとして二難が必要である。そこで本節は二難・十九難・三難の順に見ていくことにする。十九難と三難は表裏一体の内容であり、また二難はそれらの病型を診る時に必要な脈診法の原理を述べたところである。

では十九難はどのような形の悪化なのかというと、脈に陰陽の乱れが現れて、陰陽が互いの部位を侵した段階である。二十難が死期に見られる病症であることは既に病症論の中で述べたが、少なくとも十九難はそれと同じかその一歩手前の段階ということができる。

二難

[原文]

二の難に曰く。脈に尺寸有りとは何の謂いぞや。然るなり。

二難曰。　　脈有尺寸何謂也。　　　　然。

尺寸は脈の大要会なり。

A注1　え

尺寸者脈之大要会也。

関より尺に至る、これ尺の内、陰の治る所なり。

注2　おさむる

従関至尺、　是尺内、　陰之所治也。

関より魚際に至るは、これ寸口の内、陽の治る所なり。

従関至魚際、　是寸口内、　陽之所治也。

故に寸を分かちて尺となし、尺を分かちて寸となす。

B

故分寸為尺、　分尺為寸。

故に陰は尺内一寸を得、陽は寸内九分を得る。

（診脈の法は）

故陰得尺内一寸、　陽得寸内九分。

尺寸の終始は一寸九分、故に尺寸と言うなり。

尺寸終始一寸九分、　故曰尺寸也。

注1：尺寸は脈の大要会なり＝「陰を二十五度めぐった気血が陽の循環に移る所」の意味である。

注2：関＝橈骨茎状突起の所。陰の循環と陽の循環の境目に当たる。

【解説】

本難は一難と共に寸口脈の根拠を説明した所であり、三難・十九難・二十難などの前提となる所である。特に二難と三難は切っても切れない関係にあり、三難と十九難を本論とすると、二難はその前置きとなる内容である。

まず質問では「尺寸」について説明を求めている。一難には「寸口」と言いながら、この難では「尺寸」という言葉を使っている。これは寸口脈を陰と陽の二部に分けるための都合でそう言ったもので、寸口はこの部の名称、尺寸は用法を指している。

答えは記号ＡとＢの二つの部分からなっているが、決して二つのことを言おうとしているわけではない。Ａは尺寸の技術的な分け方であり、Ｂはその理由である。

まず「尺寸は脈の大要会なり」と言っている。この言葉は尺寸の定義に当たる。

身体のどこにでも脈はあるが、寸口部だけを「大要会」とするのはこの場所が陰のめぐりと陽のめぐりのバトンタッチをする場所になっているからである。

一難では「大会」と言いながら二難には「要」を入れているのは、ここが診断の要所を兼ねているからである。どちらかと言えば一難の内容は生命体の成り立ちについての説明であるのに対して、二難はそれを診断に応用するための根拠を述べた所と言える。

寸口は陰のめぐりと陽のめぐりの出会う所とされているが、その直接の接点になっているのが“関”の位置である。六部定位脈診に慣れた者には関の長さは寸口・尺中と同等分のような錯覚を覚えるが、実際にはほんの紙一重のような「位置」に過ぎないのである。

そして「関」から尺沢穴までを「尺」と言い、魚際穴までを「寸」と言う。

「尺は陰の治る所なり」は五臓六腑の病変を診る所という意味であり、「寸は陽の治る所なり」というのは四肢（経脈）の病を診る所という意味である。

次に記号Ｂの始めの所、すなわち「寸を分かちて尺となし、尺を分かちて寸となす」の意味だが、「尺を分かちて寸となす」は一尺のうち末端の一寸を診脈の部とすることであるからこれは分かる。しかし「寸を分かちて尺となす」はいかにも言葉の美しさだけをねらってるようにさえ思える。

けれどもここは逆で「一尺を十に分けて一寸としたのになぞらえて、一寸を十分に分けるのである」という意味になるのである。

最後の所では一寸九分の理由を述べている。“関”の上の一尺のうち最も関に近い一寸を尺中といって陰の変化を知る所とする。また“関”の下の一寸のうち関に近い九分を寸口と言い、陽の変化を知る所とする。陽の変化を診る所ゆえに寸口は陽の数で最大の九を使い、尺中は陰の変化を知る所であるがゆえに最小の数一を使っているのである。

以上のように本難は寸口脈を陰陽に分けているだけで、“関”の存在についてはほとんど述べられていない。それは本難がかなり重症の病証を前提として書かれているからである。言うまでもなく六部定位脈診では“関”は中焦を診る所、すなわち後天の気の主る所になっている。ところがあえて陰陽のみの診方を述べているということは、十八難の内容よりももっと進んだ状態、すなわち先天の気の衰弱を意味しているからである。これほど差し迫った状態をなぜ二番目に持って来なければならなかったのか、それが二難のもつ本当の意味である。

このように本難の内容はきわめて論理的にできているために、死脈を取り上げた難の前置きという役割しか持っていないことになる。それ故にここだけではとても臨床的な参考とはなりにくい。そこで先に挙げたような難と合わせて読むことが望ましいわけである。本書もこの後は十九難と三難に進むことにする。

十九難

[原文]

十九の難に曰く。経に言う。脈に逆順有り。男女恒有り。

十九難曰。　経言。[注1]**　脈有逆順。　男女有恒。**

而して反する者は何の謂いぞや。然るなり。男子は寅に生ず。寅は木となす。

A① 注２

而反者何謂也。　然。　男子生於寅。　寅為木。

陽なり。女子は申に生ず。申は金と為す。陰なり。

注３

陽也。　女子生於申。　申為金。　陰也。

故に男の脈は関上に在り、女の脈は関下に在り。これをもって男子の尺脈は

②

故男脈在関上、　女脈在関下。　是以男子尺脈

恒に弱く、女子の尺脈は恒に盛ん、これその常なり。

注４

恒弱、　女子尺脈恒盛、　是其常也。

反する者は男は女脈を得、女は男脈を得るなり。その病をなすこといかに。

反者男得女脈、　女得男脈也。　其為病何如。

然るなり。男が女脈を得るを不足と為す。病、内に在り。

B　注５

然。　男得女脈為不足。　病在内。

左にこれを得れば病左に在り。右にこれを得れば病右に在り。

左得之病在左。　右得之病在右。

脈に随いてこれを言うなり。女が男脈を得るを大過となす。病は四肢に在り。

（の状態）

随脈言之也。　女得男脈為大過。　病在四肢。

左にこれを得れば病左に在り。右にこれを得れば病右に在り。

左得之病在左。　　　　　右得之病在右。

脈に随いてこれを言う。これこのいいなり。

随脈言之。　　　　　此之謂也。

注１：経に言う＝『素問・霊枢』には該当する文章が見当たらない。

注２：寅に生ず＝「寅」は時刻なら午前三時から五時まで、月なら太陽暦の二月、立春から一か月間を言う。人の陽気がこの時から始まるとされている。

注３：申に生ず＝「申」は時刻なら午後の三時から五時まで、月なら太陽暦の八月、立秋から一か月間を言う。人の陰気がこの時から始まるとされている。

注４：恒＝恒と常は読みは同じだが意味が異なる。「常」の字は「多くは」「軽い時は」という条件を表し、「恒」の字は「いつも……でなければならない」という法則を表す。これは「健康な時」ではなく、「ごく軽い病気なら」の条件付けを意味する。この一字で十九難はかなり進んだ病脈の説明であることが分かる。

注５：病内に在り＝後の文節の「病は四肢に在り」から察して、これは病が躯幹にあることを意味するものと考えられる。

【解説】

おそらく十九難は難経の中でも特に難解な文章のひとつではないかと思う。これを正しく理解するためには、言葉の置き換えを上手に行うことが必要である。

本難の内容は全体が記号ＡとＢの二つの部分からなっている。もちろんＢの部分が本難の主論であるが、Ａの部分はその前提となる原則論になっている。この冒頭の部分には非常に難解な言葉が含まれている。それを記号①と②で示しておいたが、ひとまずそこは後回しにして、主論の部分から先に考えていくことにしよう。

まず質問では「脈の逆順」についてきいている。すでにその質問の中で逆順の基準を説明しているところが面白い。すなわち「男女恒有り」と言うだけで、「脈が“恒”の状態と変わらない者は順であるが、違っているものは逆である」といっているのである。

では恒の状態とはどのような形であろうか。その要旨だけを言うと、次のようなものである。それは「男の脈は本来寸口側が強く、女の脈は尺中側が強い」という形である。それに反するものを逆と呼ぶ。そのように恒の形と違っている時は厄介な病気がある証拠である。男が女のような形の脈になる時は「不足」といって内臓の病気を意味している。また女が男のような形の脈を拍つ時は「大過」といって四肢に病気があることを意味している。「それぞれ脈の現れている方に病気がある」というほどの意味になる。

原文中には男の不足病と女の大過病は述べられているが、それ以外の場合については述べられていない。その理由、あるいは原文中に書かれていない場合を考えさせようとするヒントがＡの部分の冒頭ではないかと考えられる。特に難解なのは「男子は寅に生ず。寅は木となす。女子は申に生ず。申は金となす」の一節である。その部分を除けば「男子は陽なり。女子は陰なり。」となるので、いくらか理解しやすくなる。ところがそのままでは後半の主論の要旨が変わってしまう。すなわち男の女脈と女の男脈は死を意味することになる。それでこの不可解な一節がキーワードになっていることが分かるのである。

寅と申は月とも時間とも指定されているわけではないので、この部分を解釈できれば本難の真意が読めることになる。筆者の考えでは、この部分に二通りの解釈、ないしは言葉の置き換えが可能である。これを解くヒントは一難と四十一難の二か所に隠されているからである。

㊎ ①「男子は寅に生ず」の後に「寅は木となす」の一語がある。その言

葉は四十一難に説明されている。すなわち「木は春なり。(中略) 太陰を去ることなお近く、太陽を離れること遠からず。なお両心有るがごとし」の一節である。木は寅に生じ、卯に極まり、辰に衰えるものである。したがって木といっても一様ではない。いろいろな段階と幅がある。同じように金にもいくつかの幅がある。陽の中にも木と火があり、陰の中にも金と水がある。このように陰陽全体に幅が有って、その結果として十二支が成り立つのである。陰陽に幅がなければ男女は火と水のように互いに打ち消し合う関係になってしまうはずである。そこでこの部分を筆者なりの解釈で分かりやすい言葉に置き換えてみると、次のようになる。

「男子は陽体なりといえども純陽にあらず。女子は陰体なりといえども純陰にあらざるなり。」(男子雖陽体、非純陽。女子雖陰体、非純陰也。) のようになると思うのだが、読者の解釈はいかがなものであろうか。

このように考えてみると男の大過病と女の不足病は三難に述べられている「陰陽相乗」の脈であることが分かる。つまりBの部分だけなら逆証の説明にすぎないが、「男子は寅に生ず。……女子は申に生ず」の一節を加えることによって、逆証から死証までの体系をすべて網羅する内容になっているのである。一難に「寸口をもって五臓六腑、死生吉凶の法を決す。」と言っている所以でもある。

㊎ ②「男子の脈・女子の脈」というのは、男女を陰陽の代用語として使っているだけで、本当は「陽脈・陰脈」の問題を論じているに過ぎない、という見方もできる。一難に言う「榮衛の陽を行くこと二十五度、陰を行くことも亦二十五度、一周を為すなり。故に五十度にしてまた (復) 手太陰寸口に会するは、五臓六腑の終始する所」とある。ここで言う陰陽は明らかに五臓六腑と十二経脈を指している。言い換えれば「男子は寅に生ず」は寅の刻から十二経脈の循環が始まることを、また「女子は申に生ず」は申の刻から五臓六腑の循環が始まることを、それぞれ意味していることになる。だから寸口部の脈を診るだけでどちらの状態も察することができるわけである。

そこで②の所の文章を言い換えてみると「故に十二経（病）の脈は関上に在り。五臓六腑（病）の脈は関下に在り。これをもって十二経（病）の尺脈は恒に弱く五臓六腑（病）の尺脈は恒に盛ん、これその常なり。」となる。すなわちここで言う、「大過と不足」は脈位と病位の不一致という極めて重大な事態を説明したものなのである。この場合の「陽部にあっても陰脈を拍ち、陰部にあっても陽脈を拍っている」という形は、二十難に述べられている「伏匿」と同じである。

本文中にはもうひとつ“病位”の問題が述べられている。そのことを少し説明しておく必要がある。

原文中には「男が女脈を得るを不足と為す。病は内に在り。……女が男脈を得るを大過となす。病は四肢に在り。」と述べられている。これを簡単に言うと「脈の尺中側が盛んだということは気血が内臓に多い証拠であり、寸部が盛んなのは四肢に気血が多いしるしである」ということを意味している。だから病位と脈のこの関係に男女の別はないことになる。この記述から考えても「男子の脈・女子の脈」は本物の男女ではなく、陰陽または十二経と臓腑の関係である、と言えるのである。だから本難の病証を具体的に知るためには、前の説明のように男子と女子の字を陰・陽、または気・血に置き換えてみると大変良く分かることになる。その一例を挙げると次のようなものがある。

まず血病で尺中側が盛んな病証は順証であるから、例えば胃潰瘍や子宮筋腫など。

気病で寸口部が盛んな病証も順証であるから、四肢のしびれや痛みなどのある疾患である。気病で尺中側が盛んな病証は逆証であるから、例えば肺炎や膵臓炎のような激しい症状のある疾患が考えられる。それに尿毒症もこれに当たる疾患である。

血病で寸口部が盛んな病証も逆証であるから、例えば筋肉の炎症や化膿、あるいは静脈瘤など、それに膠原病の進んだ者などが有り得る。

このように内容を具体的に見てみると、十九難も立派な病証論であることが分かる。

次は十九難には述べられていない半分の病証、すなわち「関格・覆溢」などの問題を考えるために三難に進むことにする。

三難

［原文］

三の難に曰く。脈に大過有り、不及有り、

イ　ロ

三難曰。　脈有大過、　有不及、

陰陽相乗ずる有り、覆有り、溢有り、関有り、格有り、

ハ　ニ　ホ　ヘ　ト

有陰陽相乗、　有覆、　有溢、　有関、　有格、

とは何の謂いぞや。然るなり。

何謂也。　然。

関の前は陽の動なり。 脈まさに九分に見わるべし。

A注1　あらわる

関之前者陽之動也。脈当見九分。

しかして浮、過ぎる者は法を大過という。減ずる者は法を不及という。

イ　ロ

而浮、　過者法曰大過。　減者法曰不及。

ついには魚に上りて溢となす。外関内格となす。これ陰乗の脈なり。

遂上魚為溢。　為外関内格。　此陰乗之脈也。

関以後は陰の動なり。 脈まさに一寸に見わるべし。

Ｂ注２

関以後者陰之動也。脈当見一寸。

しかして沈、過ぎる者は法を大過という。減ずる者は法を不及という。

而沈、　　過者法曰大過。　　　　減者法曰不及。

ついには尺に入りて覆となし、内関外格となす。これ陽乗の脈なり。

遂入尺為覆、　　　　　　為内関外格。　此陽乗之脈也。

故に覆溢という。これはそれ真臓の脈、人病まずして死すなり。

注３　　　　　注４

故曰覆溢。　　是其真臓之脈、人不病而死也。

注１：関の前＝関から魚際まで（末消側）

注２：関以後＝関から尺までの間で関のすぐ後ろ（中枢側）

注１・注２はいずれも二難の内容そのままである。

注３：これはそれ＝「これもそれも」の意味。

注４：人病まずして＝「症状がなくても」の意味。

【解説】

本難は二難と一体になっているため、いきなり主論に入っている。そのために質問の形は項目を羅列しただけの、一種の目録のようなものになっている。問いの文章だけを見ると、いかにも多くの内容を含んでいるかのように見えるが､本難は死脈の形を説明しているだけである。そのことは「これはそれ真臓の脈、人病まずして死す」という結びの文章に集約されている通りである。同じことが見方を変えて三十七難にも述べられている。

質問には七種類の呼び名（イ～ト）が挙げられているが、それらをまとめれば陰乗の脈と陽乗の脈の二種類しかない。陰乗の脈とは「関の前」すなわち寸口部に現れる変化であり、陽乗の脈は関以後の陰の部、すなわち尺中の部に現れる変化を言う。

答えはAとBの二つの部分からなっている。Aは陰乗の脈、Bは陽乗の脈についての記述である。陰乗の脈は陽の変化、陽乗の脈は陰の変化である。それぞれを二段階に分けて説明している。

各部分ともまず健康な脈の形を述べ、続いてそれが異常を表す時の条件、そして最後にその極まった形を述べる、という構成になっている。

Aは陰が陽に乗じた時の脈の説明である。陽の変化とは寸口部より魚際穴にまで及ぶ脈のことで、「溢となす」はその形容詞のようなものであり、「外関内格」がいわばそれを表す名詞になっている。そして「関の前は陽の動なり」は寸口部の説明であり、「まさに九分に見わるべし」はその後の病脈を述べるための前置きである。すなわち関の前の脈は（健康な時なら）九分の中に納まっていなければならないのだが、陰が陽に乗ずるとそこからあふれた脈を拍つようになる。そのような脈を「外関内格」というのである。「溢れる」という言葉からも分かるように「外関内格」は寸口部の浮いた脈が魚際穴に向かって広がった形を言う。外関内格は陽に病位が有るために昼の間は苦しむが、夜になると比較的静かになる傾向が認められる。

同様にBは陽が陰に乗じた脈の説明である。「脈まさに一寸に見わるべし」は「関より尺沢に近い部分は陰の変化を表す所で、健康な人ならその変化が一寸の中に納まっているはずである。しかし陽が陰に乗ずる時はそこの脈が異常に沈み、その沈脈が尺沢穴の方に向かって広がっていく。このような状態を「内関外格」と呼ぶが、内関外格は陰が侵されているために夜半過ぎに苦しむ傾向が見られるのである。

「覆」は「おおいかぶさる」の意味であり、陽が陰を隠してしまう形である。それで「内関外格」と言うのである。「溢」は陰が陽の部に「あふれる」状態であり、いずれも陰陽が交流しなくなった結果を意味する。また関と格は陰陽が交流しなくなった時の表現で、関は侵される部位を表し、格は異常に盛んになった気を表すのである。

要するにここに述べられているのは、

(1) 寸口部の浮脈が広がった形

(2) 尺中部の沈脈が広がった形

の二つだけである。これを十九難風に言うと (1) は「男の大過」であり、(2) は「女の不足」ということになる。つまり十九難では男の不足と女の大過について述べていたわけであるが、三難は男の大過と女の不足について述べていることになる。十九難と三難が表裏一体であるといったのはそういう意味である。もちろん男と女は昼と夜の気のめぐりを意味する陰陽の脈の形であって、本当の男女を指すものではない。

なお十九難と三難よりも更に重篤な状態について述べたのが二十難であるが、これはすでに「狂癲」のところで五十九難と共にその説明を終わっているので、もう一度そこを参照していただきたいと思う。

ここまでの説明で脈と病症の段階的な分類が理解できたことと思うので、次の脈診Ⅲではそれらを分けるめやすについて見ていくことにする。

脈診Ⅲ

とかく脈診は難しいものと考えられているが、ここまで述べてきたような五段階の診断法として捉えてみれば、さほど難しいものではないことがわかる。すなわちこれまでの要点を整理してみると、次のようになっていたわけである。

十六難　＝　脈状と症状の原則 (病脈の基準)。順証で治りやすい。

十七難　＝　脈と症状が異なる場合の鑑別法。逆証で治りにくい。

十八難　＝　先天の気が弱り始めた形。東洋医学的な多臓器不全の進行過程で、五臓の単位では病位が決められず、三焦の高さで病位を決めなければならない段階。かなり衰弱がひどくて予後が良くない。

十九難・三難　＝　陰陽が乱れた形。

二十難　＝　死期に見られる症状。

つまり十六難から二十難までは順次病邪が深くなって、病が進行していく形で書かれている。それ以外の難はすべてこのうちのどれかの段階の説明にすぎない。例えば十六難と同程度の病証については五難・十難・三十四難・そして四十九・五十難などに書かれている。十七難と同程度の病証としては十三難がある。また十八難の内容を詳しく説明しているのが四難・十一難などである。六難は特にどの段階ということではないが、十九難・三難と共通する部分が少なくない。二難は十九難・三難の前置きである。

ここからは主にその五つの段階に添って説明していくが、十難については六十四難を分かりやすくするために後で一緒に述べることにする。また十三難についても脈診の項目としてではなく、診断法のまとめとして後で述べる。それ以外の難はすでに説明を終わっているものもあるので、それぞれの所を参照していただきたい。

五難

［原文］

五の難に曰く、脈に軽重有りとは何の謂いぞや。然るなり。

五難曰。　　脈有軽重何謂也。　　然。

初めて脈を持つこと三菽の重さの如く、皮毛とあい得る者は肺の部なり。

A　注　○○

初持脈如三菽之重、　　與皮毛相得者肺部也。

六菽の重さの如く、血脈とあい得る者は心の部なり。

B　　　　　　　　　　　　○○

如六菽之重、　　與血脈相得者心部也。

九菽の重さの如く、肌肉とあい得る者は脾の部なり。

C　　　　　　　　　　　　○○

如九菽之重、　　與肌肉相得者脾部也。

十二菽の重さの如く、筋と平なる者は肝の部なり。

D　　　　　　　　　　　　○○

如十二菽之重、　　與筋平者肝部也。

これを按じて骨に至る。指を挙げて来ること、はやき者は腎の部なり。

E

按之至骨、　　　　挙指来疾者腎部也。

故に軽重というなり。

故曰軽重也。

注：菽＝豆粒のこと。「三菽」は豆粒が三つくらいの重さという意味である。

【解説】

本難は病脈について述べた所であるが、字の意味だけで読むかぎり、その内容は「脈の深さを五段階に区別して、五臓の病位を見分けることができる」と書かれているように見える。ところが現実問題としては、指の重さを加減するだけで脈の深さを五段階に区別することは至難の業である。また四難では同じ浮脈でも脈状によって心と肺の病変を区別する方法を述べているし、沈脈の中でも腎と肝では脈状が異なる旨のことが書かれている。さらに十五難にも五臓の脈状がまとめられている点を考え合わせると、この内容は明らかにそれらの難とは趣を異にしている。

それに心と肺の位置関係も実質的な脈のそれとは反対になっている。肺は陽中の陰であり心は陽中の陽である。また四難にも「浮にして大散は心、浮にして短濇は肺」とあるように、心は最も浅く肺はそれよりはやや沈みかげんになるはずである。つまりこの順序は臓器そのものの位置関係であって、脈位の深さとは合っていないのである。

もうひとつの特長は、文章中に「反して」という文字がどこにも書かれていないことである。これらの点から考えると、本難の目的は単純な五臓病証の見分け方を述べているのではないかと考えられるのである。ちなみに質問の始めの「脈に軽重有り」を「病に軽重有り」と読み換えて後の文章を作り直してみると大変興味深い。

原文中に○○印をつけておいたが、ここに「……の病変」という文字を補ってみると、これは病証論の「順証」について述べられた文章であることがわかる。

例えば筆者の見方で答えの部分に字を入れて、解釈を加えてみると次のようになる。

A 「初めて脈を持つこと三菽の重さの如く、皮毛の病変とあい得る者は肺の部なり」＝この意味は「脈が浮いていて皮毛の症状が見られる者は肺の病である」となる。つまり皮毛の症状とは皮膚が荒れてざらつく、あるいはかゆみがある、そのほかには皮膚がざわざわして悪寒がするとか、知覚鈍麻など、それに針で刺されるような浅い痛みは肺の病変と見ることができる。

B 「六菽の重さの如く、血脈の病変とあい得る者は心の部なり。」＝これは「脈が比較的浮いていて、血脈の症状があれば心の病変である」という意味である。つまり血脈の病変には血管の充血やチアノーゼを呈しているとか、発熱やしびれがある、あるいは帯状の痛みがあるなどの症状が有り得る、ということである。

C 「九菽の重さの如く、肌肉の病変とあい得る者は脾の部なり。」＝意味は「脈は中くらいで肌肉の症状が見られる者は脾病である」ということ。肌肉の症状には全身倦怠、浮腫、四肢（節々）の痛み、などの症状が有る。

D　「十二菽の重さの如く、筋の深さと平なる者は肝の部なり。」＝「比較的深い脈で筋の症状が見られる者は肝の病変である」という意味になる。ここは「病変」の字を挿入しても間違いではないが、例文のように「深さ」の字を入れた方が文章的に抵抗がない。筋の症状としては運動時の痛み、痙攣、あるいは反対に麻痺などの症状が有る。

E　「これを按じて骨に至る。指を挙げて来ること疾き者は腎の部なり。」＝「骨よりはいくらか浅い所に感じる程度の、相当に深い脈で短い脈は腎の病変である。」という意味。「疾き」という表現は「はやき」とも読むが、数脈のことではなく、短くてすぐに消えてしまうような脈を言ったものである。骨の深さの症状とは冷えたようにしんしんと痛む、腰や膝に力が入らない、足が冷える、などの症状である。

このように見てみると、五難は脈診どころか、「問診事項について述べた立派な病証論になっている」と言っても過言ではない。その内容も全体として十六難とほぼ同程度の病症を中心に述べていることがわかる。また三十四難や十難にも近い内容である。

六難

[原文]

六の難に曰く、脈に陰盛陽虚、陽盛陰虚有るは何の謂いぞや。

六難曰。　　脈有陰盛陽虚陽盛陰虚何謂也。

然るなり。これを浮かべて損小、これを沈めて実大、故に陰盛陽虚という。

然。　　浮之損小、　　沈之実大、　　故曰陰盛陽虚。
（浮之に注）

これを沈めて損小、これを浮かべて実大、故に陽盛陰虚という。

沈之損小、　　浮之実大、　　故曰陽盛陰虚。
（浮之に注）

これ陰陽虚実の意なり。

是陰陽虚実之意也。

注：これ＝脈の三部に当てた術者の指を指す。「これを浮かべて」は脈を診る指の重さを軽く診る時の脈であり「これを沈めて」は重く診る時の脈である。

【解説】

本難は脈の浮沈による陰陽虚実の見分け方を述べたところである。しかしここで言う陰陽が何を意味しているのか、まったく触れられていないが、これは「読者が自由に推察して読めば良い」という著者の意向が感じられるところである。だが解読のためにはどうしてもここの陰陽の意味を知る必要がある。数多くの注釈書の中でも陰陽の意味を具体的に説明しているものは極めて少ない。筆者の知るかぎりでは、わずかに『難経鉄鑑』にのみいくつかの病症例を挙げているだけである。この注釈が最も親切と思えるので、それをここにご紹介してみよう。

まず陰盛陽虚は表寒裏熱、上虚下実、血実気虚などを上げ、陽盛陰虚は表熱下痢、上火下冷を上げている。その他五難と十二難の考え方をとれば、陰盛陽虚は腎肝が盛んで心肺が虚の病症を指し、陽盛陰虚は心肺が実で腎肝の虚という状態を意味していると考えることもできる。

また同書には腹診と声（聞診）においても陰盛陽虚と陽盛陰虚の区別があ

ることを述べている。それによると陰盛陽虚は表面が軟らかくて深部が硬くなっており、陽盛陰虚はその反対になっているというのである。

これらの内容を参考に本文中の二つを整理してみると、次のように言うことができる。

陰盛陽虚

症状＝腰痛や下肢の痛み、それに加えて耳鳴や眩暈などが有る。

病因＝寒冷の邪に侵されている場合。

病位＝上焦の虚・下焦の実、あるいは表虚裏熱とすると、例えば子宮筋腫や結腸癌（積)、軽い場合は便秘程度のこともある。

陽盛陰虚

症状＝頭痛や発熱などがあり、それに加えて下痢などが見られる。

病因＝風邪や暑邪に侵されている場合。

病位＝上焦の実・下焦の虚、あるいは表熱裏寒などを考えると、緑内障、喉頭癌、くも膜下出血などがあり得る。軽い場合は逆気もある。

こうして『難経鉄鑑』を見てみると「どのようにでも解釈できるじゃないか」と言われるかもしれないが、その通りである。他の難では脈の形からいろいろ面倒な区別が書かれているが、いざとなったら「陰陽虚実だけでも分かれば良い」と言っているのが六難の役目の一つである。

陰陽の基準こそ違うが、三十七難と五十八難にも陽盛陰虚と陰盛陽虚の説明がある。三十七難によると「陰気大いに盛んなるときは陽気相営することを得ず。故に格と曰く。陽気大いに盛んなるときは陰気相営することを得ず。故に関と曰く。」となっている。この内容はいずれも相当に重症な場合を意味している。また本文中に見られるような段階の患者に対して、万一補瀉を誤った場合のことを述べているのが十二難である。

なお原文には書かれていないが、『難経鉄鑑』には陰陽倶に虚、及び陰陽倶に実まで述べられている。陰陽倶に虚は体力が衰弱した状態で陽虚に属する。また陰陽倶に実は激しい外邪の表す症状で、陰実症がこれに当たると考えられる。

このように本文中の二つの内容から推察して、書かれていない文字を読むのも立派な難経の読み方である。更に別のとり方をすれば、五行の症状は消え（区別不能）「陰陽の鑑別だけができる段階について述べた」という見方もできる。その意味においても前述した整理内容の病位が重要である。このような見方をとれば本難は十八難よりもやや重く、二十難になる前の段階と言えるのではないかと思う。ただし、短い文章はあまり限定的な見方をしない方が、より多くの内容を読み取ることができるのも事実である。

まさに本難は「簡単な文章ほど多くのことが語り尽くされている」という典型であり、あらためて広岡蘇仙の解読の確かさにも驚かされる次第である。

次は十八難の内容について説明したものを考えてみよう。本筋としては四難を先に考えるべきところであるが、それでは経験の少ない人に分かりにくいので、比較的分かりやすい十一難から見てみることにする。

十一難

［原文］

十一の難に曰く。経に言う。脈五十動に満たずして一止するは、

注1　注2

十一難曰。　経言。　脈不満五十動而一止、

一臓の気無きとは何の臓なりや。然るなり。人、吸するものは陰に随いて入る。

いずれの　したがい

一臓無気者何臓也。　然。　人吸者随陰入。

呼は陽によりていず。今、吸して腎に至ること能わず、肝に至りて而して還る。

あたわず

呼者因陽出。　今、吸不能至腎、　至肝而還。

故に一臓の気無き者は腎気先ず尽きるなり。

故知一臓無気者腎気先尽也。

注1：経に言う。＝『霊枢・根結篇』に似た文章が見られる。
注2：「一止する者」＝『霊枢』では「一代する者」となっている。

【解説】

冒頭の文章だけを見ていると、いかにも脈診についての記述であるかのように見える。けれども本難は呼吸と先天の気との関係について述べたところなのである。

「脈五十動」というのは、一息に五動として十息の間の脈数を言ったものである。だから本難は二十一難とともに、先天の気が尽きる時の脈と呼吸との関係が診断の上でいかに重要であるかを説いているのである。

本文中には「陰の臓によって息を吸い込み、陽の臓によって息をはきだす。それで脈に乱れが現れ始める時は、まず腎の気から尽きていくのである」と書かれている。つまりこの時の呼吸の状態は、腎に至らないのでその分だけ吸気が浅くなるわけである。

腎の次には肝の気が尽きる。腎肝二臓の気が尽きるときは五十動に二止する。以下、脾、心、肺の順に気が尽きて、最後は十動に一止するに至って死ぬのである。だがこれらの数字はあくまでも比喩的な意味であって、脈の結代がひどくなっていく様を論理的に説明しているだけである。

一方これとは逆に、肺の絶から始まって心、脾、肝の順に気が尽きていく場合もあり得る。これを十四難では「下行」と表現しているが、その場合は脈が五十動に一止するところから始まるわけではなく、呼吸の乱れとして始まるのである。

五臓を陰と陽に分ける考え方はあまり馴染みがないかもしれないが、この分け方は必ず先天の気の衰弱を意味して使う分け方である。だから本難ばかりでなく、十二難や十八難にも同様の書き方が見られるのである。

けれどもこの区別は死期の症状ばかりでなく、喘息の治療などにも応用することができるのである。すなわち呼吸器の疾患には呼気に苦しむ者と吸気に苦しむ者とがある。呼気に苦しむ者は心や肺の変動であり、吸気に苦しむ者は肝や腎の変動であるから、治療に当たってはそれを考慮した選穴や刺し方をしなければならないわけである。

次はたった一つの難で十八難全体を体系的にまとめた四難を考えてみることにしよう。

四難

［原文］

四の難に曰く。脈に陰陽の法有りとは何の謂いぞや。然るなり。

四難曰。　脈有陰陽之法何謂也。　然。

呼は心と肺より出ず、吸は腎と肝に入る。

A いず　いる

呼出心與肺、　吸入腎與肝。

呼吸の間に脾は穀味を受くるなり。その脈、中にあり。浮は陽なり。

間

呼吸間脾受穀味也。　其脈在中。　浮者陽也。

沈は陰なり。故に陰陽と言うなり。

沈者陰也。故曰陰陽也。

心肺ともに浮、何を以てかこれを別たん。然るなり。浮にして大散は心なり。

心肺倶浮、　何以別之。　　　　　　然。　　　浮而大散者心也。

浮にして短濇は肺なり。腎肝ともに沈、何を以ってこれを別たん。然るなり。

浮而短濇肺也。　　　腎肝倶沈、　何以別之。　　　　　然。

牢にして長なる者は肝なり。これを按じて濡、指を挙げて来ること実は腎なり。

(軟)

牢而長者肝也。　　　　按之濡、　　　挙指来実者腎也。

脾は中州、　故にその脈中にあり。これ陰陽の法なり。

脾者中州、故其脈在中。　　　是陰陽之法也。

脈に一陰一陽、　一陰二陽、　一陰三陽有り。

B

脈有一陰一陽、一陰二陽、一陰三陽。

一陽一陰、　　一陽二陰、　一陽三陰有り。

有一陽一陰、一陽二陰、一陽三陰。

これこの如く言うは寸口に六脈有りてともに動ずるや。

如此之言寸口有六脈倶動邪。

然るなり。これを言うは六脈有りてともに動ずること有るにあらざるなり。

然。　　此言者非有六脈倶動也。

浮沈長短滑濇を謂うなり。浮は陽なり。滑は陽なり。

謂浮沈長短滑濇也。　　浮者陽也。滑者陽也。

長は陽なり。沈は陰なり。短は陰なり。濇は陰なり。

長者陽也。沈者陰也。短者陰也。濇者陰也。

いわゆる一陰一陽とは脈の来たること沈にして滑を謂うなり。

所謂一陰一陽者謂脈来沈而滑也。

一陰二陽は脈の来たること沈滑にして長を謂うなり。

一陰二陽者謂脈来沈滑而長也。

一陰三陽は脈の来たること浮滑にして長、時に一沈するを謂うなり。

一陰三陽者謂脈来浮滑而長、　　　　時一沈也。

いわゆる一陽一陰は脈の来たること浮にして濇を謂うなり。

所謂一陽一陰者謂脈来浮而濇也。

一陽二陰は脈の来たること長にして沈濇を謂うなり。

一陽二陰者謂脈来長而沈濇也。

一陽三陰は脈の来たること沈濇にして短、時に一浮するなり。

一陽三陰者謂脈来沈濇而短、　　　　時一浮也。

おのおのその経の在る所を以て、病の逆順を名づくるなり。

各以其経所在、　　　　　　　**名病逆順也。**

【解説】

本難は陰陽の脈診法について述べたところである。ここでは現在で言う「祖脈」と同じ呼び方をしているが、四難の内容は多臓器不全の進行形態について述べたところである。十八難を総論とすれば四難はその各論と言える内容である。

全体は記号ＡとＢの二つの部分からなっている。

まず前半（記号Ａ）では「脈の浮沈は上焦と下焦の病位を表す。」と言っている。もっと極端に言えば「三焦のどこに病が有るのか、それは脈の浮沈を診れば判断できる。」と言い切っている。ただそれだけではなく、そこに呼吸を絡ませて、何かを意識させようとしている。もちろん五臓の名称も出してはいるが、三焦の作用を強く意識させようとしているのである。このことはＢの内容の前置きである。要するにＡの部分は後半の内容を正しく理解させるための原則を述べているだけである。

「呼は心と肺より出ず」とは「心と肺は上焦に在って、その病変は浮脈として現れる」という意味である。また「吸は腎と肝に入る」は「腎と肝は下焦に在ってその病変は沈脈として現れる」という意味である。つまり浮沈は病位を意味する脈の陰陽なのである。ここでも「脾は中州、故にその脈中にあり。」という扱い方をしている。

ここは十五難とは違い、健康脈の基準ではなく、病脈の基準を述べたところである。

そこでＢはまず「浮沈長短滑濇」を陰陽に区別して、それによって病証を陰・陽二つのグループに分けて述べている。そのうち「脈に一陰一陽、一陰二陽、一陰三陽有り」は下焦に入った邪の進行であり、「一陽一陰、一陽二陰、一陽三陰有り」は上焦に入った邪の進行順位を述べたものである。

その六種の病証を順に説明すると次のようになる。

(1)　一陰一陽は脈の来たること沈にして滑を謂う。＝下焦（一陰）の邪が下焦を侵した病。三つの中では比較的軽い病気である。例えば、冷えの邪が腎に入って腹が張るとか腰が痛む、あるいは膝が痛むなどの症状が見られる病である。なお下焦の邪には冷えの他に湿邪もある。

(2)　一陰二陽は脈の来たること沈滑にして長を謂う。＝下焦の邪が中焦にまで及んだ病で、いわゆる「積」がこれに当たる。例えば湿邪が肝から脾にまで行ってしまった状態で腹部に痛みがあり、しこりを触れる。あるいは下肢倦怠や浮腫などの症状が見られる。

(3)　一陰三陽は脈の来たること浮滑にして長、時に一沈するを謂う。＝下焦の邪が上焦に至った病証である。ここまで来れば完全な逆証である。「浮滑にして長」だけなら陽証だが、そこに「時に一沈する」という状態を含んでいる。これは非常に不安定な脈のことである。例えば肺炎で呼吸が荒く、高熱がある、といった症状が見られる。生命の危険が迫っている。

(4)　いわゆる一陽一陰は脈の来たること浮にして濇を謂う。＝上焦の邪が上焦を侵した病証である。病位こそ違うが、一陰一陽と同じような段階である。喘息は「浮にして濇」の脈を拍つ病証の典型である。

(5)　一陽二陰は脈の来たること長にして沈濇を謂う。＝上焦の邪が中焦にまで及んだ病証で、例えば食欲がなく悪心や嘔吐が治らない、またしゃっくりが止まらないとか吐血をする、あるいは胃熱による異食症などの症状が見られる。臨終に近い病人が食べるのをやめるのも、また氷などを食べたがるのもこの段階である。

(6)　一陽三陰は脈の来たること沈濇にして短、時に一浮する。＝上焦の邪が下焦にまで達してしまった状態で、脈も不安定となり、遺尿、失禁、下血、足が痿（なえ）るなどの症状が現れる。これも完全な死証である。

これらの六種の病証はあくまでも経病ではなく臓病であって、いずれもかなり衰弱した陽虚症になっているのである。

以上のように本難で扱っている病証は、たとえ順証のように見えても相当に重症なものばかりである。したがって十八難の解説でも述べたように、難経では病位を「三焦」に求めようとするのは先天の気が弱った時であって、もう五臓の位置では病位が決められない段階にきているということである。始めに「呼は心と肺より出ず、吸は腎と肝に入る。」といって呼吸を強く意識させていたのはそのためである。したがって四難は「臓病の中でも相当に重い病証を体系的にまとめた難である」と言うことができるのである。

次は呼吸と脈による鑑別法を述べた十四難を見てみることにしよう。

十四難

［原文］

十四の難に曰く。脈に損至有りとは何の謂いぞや。然るなり。

十四難曰。　　脈有損至何謂也。　　　　　然。

至の脈は一呼に再至を平という。三至を離経という。

A　　　　注１　　　　(一呼に)

至之脈一呼再至曰平。　　　三至曰離経。

四至を脱精という。五至を死すという。六至を命絶という。

四至曰脱精。　　五至曰死。　　　六至曰命絶。

これ至の脈なり。何をか損という。一呼に一至を離経という。

此至之脈也。　何謂損。　　　一呼一至曰離経。

再呼に一至を脱精という。三呼に一至を死すという。

再呼一至曰脱精。　　　三呼一至曰死。

四呼に一至を命絶という。これ損の脈なり。

四呼一至命絶。　　　　此損之脈也。

損脈の病を為すこといかに。然るなり。至脈は下より上り、

B　　　　　　　　　　　　　　　　　注２

損脈之為病奈何。　　然。　至脈従下上、

損脈は上より下る。一損は皮毛を損ず。皮集まりてしかして毛落つ。

注３

損脈従上下也。　一損損於皮毛。　皮聚而毛落。

二損は血脈を損ず。血脈虚少にして、五臓六腑を榮することあたわず。

二損損於血脈、　血脈虚少、　　不能榮五臓六腑。

三損は肌肉を損ず。肌肉消痩して飲食の肌膚を為すことあたわず。

三損損於肌肉。　肌肉消痩飲食不能為肌膚。

四損は筋を損ず。筋緩みて自ら収持することあたわず。五損は骨を損ず。

四損損於筋。　筋緩不能自収持。　　　　　五損損於骨。

骨痿えて床に起きることあたわず。これに反する者は病を収るに至るなり。
　なえ
骨痿不能起於床。　　　　　　　反此者至於収病也。

上より下る者、骨痿えて床に起きることあたわざる者は死す。下より上る者、

従上下者、　骨痿不能起於床者死。　　　　　　　従下上者、

皮聚りてしかして毛落ちる者は死す。

皮聚而毛落者死。

損を治するの法いかに。然るなり。それ肺を損する者はその気を益す。
C
治損之法奈何。　　然。　　損其肺者益其気。

其れ心を損する者はその榮衛を調えよ。其れ脾を損する者は其の飲食を調え、

損其心者調其榮衛。　　　　　　損其脾者調其飲食、

その寒温を適にせよ。其れ肝を損する者は其の中を緩めよ。

適其寒温。　　　損其肝者緩其中。

それ腎を損する者はその精を益すべし。これ損を治するの法なり。

損其腎者益其精。　　　　　　此治損之法也。

脈一呼に再至、一吸に再至有り。
D
脈有一呼再至一吸再至。

一呼に三至、一吸に三至有り。一呼に四至、一吸に四至有り。

有一呼三至一吸三至。　　有一呼四至一吸四至。

一呼に五至、一吸に五至有り。一呼に六至、一吸に六至有り。

有一呼五至一吸五至。　　有一呼六至一吸六至。

一呼に一至、一吸に一至有り。再呼に一至、再吸に一至有り。

有一呼一至一吸一至。　　有再呼一至再吸一至。

呼吸に再至有り。脈の来たることこの如し。何を以てその病を別ち知るや。

(一)

有呼吸再至。　脈来如此。　　　　　何以別知其病也。

然るなり。脈の来たること一呼に再至一吸に再至、大ならず小ならざるを平という。

①

然。　　脈来一呼再至一吸再至、　　　不大不小曰平。

一呼に三至一吸に三至は適に病を得ると為す。

②　　　　　　　　まさに

一呼三至一吸三至為適得病。

前に大きく後に小なるは即ち頭痛み目眩す。前小さく後大なるは即ち胸満ち短気す。

前大後小即頭痛目眩。　　　　　前小後大即胸満短気。

一呼に四至、一吸に四至は病甚だしからんと欲す。脈洪大なる者は煩満を苦しむ。

一呼四至一吸四至病欲甚。　　　　脈洪大者苦煩満。

脈沈細なる者は腹中痛む。滑なる者は熱に傷られ、濇なる者は霧露に中らる。

やぶられ　　　　　　　　あてらる

脈沈細者腹中痛。　　滑者傷熱、　　　　濇者中霧露。

一呼に五至、一吸に五至は其の人まさに困すべし。沈細は夜加う。

注４

一呼五至、一吸五至其人当困。　　　　　沈細夜加。

浮大は昼加う。大ならず小ならざるは困すといえとも治すべし。

浮大昼加。　不大不小雖困可治。

それ大小有る者は難治と為す。

其有大小者為難治。

一呼に六至、一吸に六至は死脈と為すなり。

一呼六至、一吸六至為死脈也。

沈細は夜死し、浮大は昼死す。

沈細夜死、　浮大昼死。

一呼に一至、一吸に一至を名づけて損という。

③

一呼一至、一吸一至名曰損。

人よく行くといえども、なおまさに床に着くべし。

人雖能行、　　　　　猶当着床。

然るゆえんの者は血気皆不足する故なり。

しかる

所以然者血気皆不足故也。

再呼に一至、再吸に一至、呼吸に再至を名づけて無魂という。

再呼一至、再吸一至、呼吸再至名曰無魂。

無魂はまさに死すべきなり。人能く行くといえども名づけて行尸という。

無魂者当死也。　　人雖能行名曰行尸。

上部に脈有り、下部に脈無きは其の人まさに吐すべし。吐かざる者は死す。

上部有脈下部無脈其人当吐。　　不吐者死。

上部に脈無く、下部に脈有るは困すといえども能く害を為すこと無し。

上部無脈、　下部有脈雖困無能為害。

然る所以の者は譬えば人の尺有るが如し、樹の根有るが如し。

ゆえん　(例)　注５

所以然者譬如人之有尺、　　樹之有根。

枝葉枯槁すといえども根本将に自ら生くべし。脈に根本有り。

枝葉雖枯槁根本将自生。　　脈有根本。

人に元気有り。故に死せざるを知る。

人有元気。　故知不死。

注１：再至＝脈が二動することをいう。ちなみに再呼は二呼吸をいう。
注２：至脈は下より上り＝至脈を拍つ者は腎から始まって肝・脾・心・肺の順に侵されるものである。
注３：損脈は上より下る＝損脈を拍つ者は始め肺が侵されて、最後は腎に至るものである。
注４：困す＝苦痛が限界になること。
注５：人の尺有るがごとし＝この尺は脈の尺中ではなく前腕を指す。ここは「木の枝のように出ている」という意味である。

【解説】

本難は呼吸と脈数の関係をまとめた所である。段落ごとにＡ・Ｂ・Ｃ・Ｄの記号を付けたが、全体は前半と後半の二部からなっている。とりあえずＡからＣまでの内容を前半とし、Ｄを後半としておこう。前半はあたかもまとめのように整然と書かれており、後半は雑然とした形である。むしろ文章の組立としてはＤを冒頭にもっていった方が、全体としてより整った感じになるようにさえ思える。そこで本書はＤの内容から先に解説を始めることにしよう。

Ｄの問いは文章が長いので一見分かりにくそうだが、それほど難しくはない。要するに「脈と呼吸の関係にはいろいろな場合が有り得るが、どのようにして病気を見分けたら良いのか？」と聞いているだけである。

それに対してまず①で健康な脈の基準を述べ、続いて②は病脈の基準のうち陽の変化、すなわち脈数が増える方を答え、③は脈数が減少する陰の変化を答えている。

健康な脈の基準とは「一呼に再至一吸に再至、大ならず小ならざるを平という。」とある。一呼吸に四ないし五動で、しかもリズミカルな拍ち方をしているのが健康な脈だとされている。一方病脈のうち陽の変化の脈は「一呼に三至一吸に三至はまさに病を得ると為す」とあり「一呼吸に六至以上を病気だ」といっているのである。

次の「前大後小は即ち頭痛み目眩す。前小後大は即ち胸満ち短気す」の解釈だが、この前後は“関”の前後、すなわち寸口と尺中を指している。なぜならば「頭痛み目眩す」は「経」の症状であり「胸満ち短気す」は「臓」の症状だからである。したがって前大後小は寸口が大きく（強く）て尺中が小さい（弱い）こと、前小後大は反対に寸口より尺中側の方が強いことを意味している。更に一呼吸に八動・十動・と増えれば病の重さを加え、「十二動ともなれば死ぬことになる」と言っているのである。

続いて陰の変化である。一呼吸に二・三動くらいになれば「人よく行くといえども、猶お床に着くべし」とある。つまり「動けないということはないが、起きていると辛くなるのですぐに横になってしまう」という程度の状態である。これは本文にも書かれているように気血が不足した状態の脈である。

次に「呼吸に再至を名づけて無魂という」とある。一呼吸の間にせいぜい二動くらいしか拍たない者は「無魂」といい、まるで死んだ者のように話す元気もなく、ただもうろうとしているだけである。そして最後の所は「そのような患者の脈には芯にいくらかでも力のある脈を拍っていれば助かるが、底力のない者は助からない、芯に力のない脈はちょうど根の無い木のようなものだ」と述べている。重症患者の場合は脈が沈んでいてしかもある程度力のある脈を拍っているのが望ましいわけである。そこで文章の始めに戻るのだが、Aの内容は名称だけなので**表10**を参照されたい。

平		離経	脱精	死	命絶
一呼に再至	至	三至	四至	五至	六至
一吸に再至	損	一至	二呼	三呼	四呼

表10

続いてBの内容は損の脈の病症について述べている。これは上下を逆にすれば至の脈の病症でもある。言い換えれば損至の脈とは臓器が一つ、二つと侵されていく過程で、最後に五つの臓器がすべて侵される形の脈なのである。ちなみに十一難に述べられている「五十動に一止す」はこの中の「一至」の脈に当たるわけである。
「一損は皮毛を損ず」とは肺が侵された症状であり、「毛落つ」は髪の毛がぞろっと抜ける症状で、癌の末期やマラリアなどに見られる。
「二損は血脈を損ず」とは心の力がなくなり、チアノーゼがひどく、あちらこちらと出血が見られる状態である。これはちょうど今で言う静脈瘤のようなものであろうと考えられる。
「三損は肌肉を損ず」とは脾が侵された段階である。「肌肉消痩」は肌肉がやせるのではなく、その働きを失いどんどん浮腫が広がっていく段階。そして「飲食の肌膚を為すことあたわず」は実際には食物がのどを通らなくなった状態である。五十六難にも同じ表現が見られる。

さて次の四損と五損の違いを見てみよう。どちらも起立不能となることに変わりはないが、本文の説明によると「四損は自ら収持することあたわず」という状態である。これは筋に痛みがあって、立ち上がろうとしても痛みがひどくて立ち上がれない状態を指す。一方五損は「痿えて床に起きることあたわず」というから膝と腰に力が入らない状態である。四損の「筋の緩み」は動くと痛みが出そうな状態であるが、こちらは決して痛みを恐れるわけではなく腰が抜けたようになる状態で、いわゆる「骨が萎える」という症状である。

現在の患者で言えば、副腎皮質ホルモンを長期間服用した者や、あるいは簡単な動作でも痛みを発してしまうような高齢者で、脈の遅い者が四損に当たると考えられる。また五損は膝を立てたまま伸ばすことができなくなった患者で、いわゆる“寝たきり老人”などが考えられる。

そしてＣはそれらの治療法を原則の形で述べている。これらの治療法は論理的には分かるが、現実にはどのようにそれを実行したらよいのか問題である。

例えば「腎を損する者はその精を益すべし」とあるが、理屈ではその通りでも実際には精を益す方法とは十全大補湯などを与える以外に方法はない。また「心を損する者はその榮衛を調えよ」という方法は鍼灸治療そのものに当たるわけで、これも具体的ではない。

その具体的な内容が実はＤの部分ではないかと考えられる。すなわちＤはＣの具体的な記述であって、雑然と付けられた文章ではなかったことがわかる。

最後の所に「下部に脈有るは……（中略）……脈に根本有り。人に元気有り。故に死せざるを知る。」とあるが、これは先天の気、すなわち腎のはたらきがしっかりしているということを意味している。つまり下より上る至の脈はたとえどれであろうと、すでに腎が侵されているので助からないことになる。したがってその前にある「上部に脈有り、下部に脈無きは」という文章は「上部に病邪有り、下部に病邪無きは」というように「脈」の字を病邪に置き換えなければならない。下部に脈がなければどんなことをしても助からないからである。

そこで「上部に脈有り、下部に脈無きは其の人まさに吐すべし。吐かざる者は死す。」とあるのは肺または心の病邪、すなわち上焦の治療法であって、三損と四損の治療法についてはＣの所で具体的に述べているので、ここでは繰り返す必要がなかった訳である。

「それ肺を損する者はその気を益す。」は現在なら酸素吸入でも行えば良いが、難経が書かれた当時なら衣服を緩めて呼吸を楽にするとか、辛い味の食物を少量与えるなどの方法がこれに当たると考えられる。

「榮衛を調う」は経脈の虚実を調えることであり、また「飲食を調え、その寒温を適にせよ」は食事療法の基本を述べたものである。食欲を出すためにはいくつかの方法が考えられるが、その中には湯液（薬物）で温薬や熱薬を服用させる方法もあれば、辛い味・温かい物を与えて中焦を補う方法もある。それが「寒温を適にせよ」である。また逆に吐かせて治すのは食物が原因の場合であって、「吐かざる者は死す」とはそれが下焦に行ってしまうと六腑が通じなくなるからである。五十八難・三十七難にも述べられているように、このような時は六腑を通ずる方法を行わなければならない。

「其れ肝を損する者は其の中を緩めよ。」とは「中焦を緩めること、すなわち脾の働きを調えるために酸味・塩味を少なくして甘味を多く摂取する方法が考えられる。酸味も塩味も身体を硬くする味であり、甘味は身体を緩める働きを持つからである。

最後は「腎が侵された者は助からない」と言っているので、それには治療法がないわけである。そのことが至の脈の治療法を説明しなかった理由である。

本難の主題はＢとＣにあるように見えたが、こうして読み終ってみると、実際にはＤを加えて本音を述べた珍しい内容になっているのである。ここは数字を多用して実に巧みに本音を隠しているが、ＡからＣまでの整然とした論法と、雑然としたＤの内容との対比によって本音を読み取らなければならない。

すなわち十四難の結論は「下部に脈有るは困すといえども能く害を為すこと無し。枝葉枯槁すといえども根本将に自ら生くべし。脈に根本有り。人に元気有り。故に死せざるを知る。」だったのである。症状がいかに重篤に見えようとも、先天の気がしっかりしていれば死ぬことはない。人間は病気で死ぬわけではなく、寿命が尽きるから死ぬのである。と言っているだけである。十五難で後天の気を説明する前に、このことをテーマとして置いたことはまことに巧みな構成と言うべきである。

この鑑別法を具体的に教えているのが次の二十一難である。

そして脈診の最後は呼吸との関係を教えた二十一難である。

二十一難

［原文］

二十一の難に曰く。経に言う。人の形病みて脈病まざるは生くという。

注

二十一難曰。　経言。　人形病脈不病曰生。

脈病みて形病まざるは死すという、とは何の謂いぞや。然るなり。

脈病形不病曰死、　何謂也。　然。

人の形病みて脈病まざるは、病まざる者有るに非ざるなり。

イ

人形病脈不病、　非有不病者也。

息数、脈数に応ぜざるなり。これ大法なり。

ロ

息数不応脈数也。　此大法。

注：経に言う＝『素問・霊枢』にはこれと同じ内容は見当たらない。

【解説】

本難は最も重篤な病証に対する診断法の基準を述べたものである。

問いの文章では「人の形病みて」という言葉を使っているが、結びの文章を見れば「息数、脈数に応ぜず」と言っているところから、この「人の形」は呼吸数を指していることは明らかである。初心者にはこの「息数」が本難のキーワードになっている。

「初心者には」と断ったのはこの難全体の意味から見て、本当のキーワードは別の所に有るからである。もちろん「人の形」も重大な意味をもってはいるが、本当のキーワードは記号イの所、すなわち「病まざる者有るに非ざるなり」の中に隠されていると考えられる。

それを知るにはここの二重否定の文章を単純な否定型に変えるか、あるいは文字を補足してみれば簡単である。例えば筆者の解釈でこの部分を直してみると、次のような二つの場合が考えられる。

A　文字を補足した場合　　　……「非有脈不病者也。」
（脈病まざる者有るにあらず。）

B　単純な否定型にした場合　……「非生者也。」
（生くる者にあらざるなり。）

後者はまことに極端だが、このようにしてみると「非」の一字は他の文字で代用することのできない、大変重要な文字であることが分かる。つまりこの「非」は問いの条件を打ち消す働きをしている、という意味でキーワードになるのである。

Ａは問いの文にしたがって筆者が勝手に付け加えたものだが、意味の上ではやはり脈の字は不要であったことに気付く。けれどもこの場合はそれによって正しい読み方が分かるという効果があったことだけは確かである。

そこで分かりやすいように「経に言う」以下を口語訳してみよう。

「『呼吸が乱れていても脈に異状がなければ助かる。しかし脈が乱れた者は呼吸に異状がなくとも死ぬ』と言われているが、どういうことか？。それは『呼吸が乱れて脈に異状がない者は助かる。』とは言っても、そんなことがあろうはずはない。それは脈に病気がないわけではなく、脈数と呼吸数の間には密接な関係が有って、それを見分けるのが診断の大切な原則だからである。」となる。

なお記号ロの文章の前に「死する者は」とつけ加えてもよい。

つまり呼吸と脈は別々なものではなく、密接不可分のものである。脈は血の流れ、呼吸は気の根本を支えている。したがってその流れが一致しなくなる状態は陰陽の離別を意味している。どちらが平らに見えても一方に異状があれば、それは危険な兆候なのである。例えば腸チフスの末期などに「脈が減少して呼吸数が増加する現象」がよく見られる。現代医学ではこれを“脈の解離”と呼んで恐れている。本難の内容はまさにこの“脈の解離”について取り上げていることになる。

そこでもう一つの問題は「人の形」の表現についてである。

気は無形であるにも拘らず、「人の形」と言ったことにはそれなりの理由がある。ここは八十一難の場合と同じく、病気には症状が脈と連動しなくなる段階がある場合を言ったものである。そのような段階になると意外にも脈が調っているように見えるものである。

例えば癌の末期などに脈が一本の筋のように見えることがある。本難はこのような時に「診断を誤ってはならない。いざとなったら外症が大事なのだ」と教えているのである。「人の形」とはこのような時の、脈以外のすべての症状を指している。最後の文章ではその中でも特に重要な、呼吸と脈との関係を強調して脈診論の結びとしているのである。

以上一難から二十一難まで、難経の脈診論には多数の方法が記載されているが、それは決して「いろいろやってみるべし」という意味ではない。これほど内容が多いのは「病の移り変わりに応じて使い分けるべき種類」だからである。したがってあらゆる段階の病証に対する診断法として述べているのが難経の脈診論なのである。

それを病の進行にしたがって振り返ってみると次のようになる。

(1) 最も軽い陰虚証（34難を基礎として、15難・7難）

(2) 順証だが肉体的な症状が増えた者（5難・10難・16難）

(3) 五行の変化には違いないが、脈と症状が一致しなくなった者（17難・13難）

(4) いわば東洋医学流の多臓器不全とも言うべき状態。二つ以上の臓が侵されたために三焦の位置で病位を判断しなければならない者（18難・4難・11難）

(5) 病位が不明になり、脈と症状を陰陽で判断しなければならない者（3難・6難・19難・20難）

そして四難と十四難はそれらの鑑別法について述べたところである。本難の指摘に従えば四難は脈診で陰陽を分けることができるのでまだ幾分余裕が残っている段階である。しかし十四難の内容は呼吸を伺う必要のある病証なのでもっと重篤である。そのような重篤な患者への診断法の原則を述べたのが二十一難である。

扁鵲は病症判断の最後の決め手を脈診論の結びとしてここに置いたわけである。それはまた八十一難において「脈の虚実を言うにあらず。病自ら虚実有るなり。」と言って難経をまとめているのと同じ手法である。

まとめ

診断論の最後に、十三難と六十一難を見ながら四診法の要点をまとめておくことにしよう

十三難

[原文]

十三の難に曰く。経に言う。その色を見わしてその脈を得ず、

注1　あらわし

十三難曰。　経言。　見其色而不得其脈、

反して相勝の脈を得る者は即ち死す。

反得相勝之脈者即死。

相生の脈を得る者は病即ちおのずからいゆ。

得相生之脈者病即自已。

色と脈とはまさに参じてあい応ずべきや。これを為すこといかに？。然るなり。

顔　注2

色之與脈当参相応。　為之奈何。　然。

五臓に五色有り。みな面に見わるるもまた寸口・尺内とあい応ずべし。

A　(顔)　脈 注3

五臓有五色。　皆見於面亦当與寸口尺内相応。

例えば色青きはその脈、弦にして急なるべし。色赤きはその脈浮大にして散なるべし。

注4

仮令色青其脈当弦而急。　色赤其脈浮大而散。

色黄なるはその脈中緩にして大なるべし。色白きはその脈浮濇にして短なるべし。

注5

色黄其脈中緩而大。　色白其脈浮濇而短。

色黒きはその脈沈濡にして滑なるべし。

色黒其脈沈濡而滑。

これいわゆる五色の脈とまさに参じてあい応ずべきなり。

此所謂五色之與脈当参相応也。

脈数なるは尺の皮膚もまた数。脈急なるは尺の皮膚もまた急。

さく 注6

脈数尺之皮膚亦数。　脈急尺之皮膚亦急。

脈緩なるは尺の皮膚もまた緩。脈濇なるは尺の皮膚もまた濇。

脈緩尺之皮膚亦緩。　脈濇尺之皮膚亦濇。

脈滑なるは尺の皮膚もまた滑なり。

脈滑尺之皮膚亦滑。

五臓おのおの声色臭味有り。まさに寸口・尺内とあい応ずべし。

五臓各有声色臭味。　　当與寸口尺内相応。

それ応ぜざる者は病むなり。例えば色青く、その脈浮濇にして短、

B　（肝）（肺）

其不応者病也。　　仮令色青其脈浮濇而短、

もしくは大にして緩のごときは相勝と為す。浮大にして散、

（脾）　（心）

若大而緩為相勝。　　浮大而散、

もしくは小にして滑を相生と為すなり。

（腎）

若小而滑為相生也。

経に言う。一を知るを下工と為す。二を知るを中工と為す。

C

経言。　一知為下工。　　知二為中工。

三を知るを上工と為す。上工は十に九を全うす、中工は十に八を全うし、

注７

知三為上工。　　上工者十全九、　　中工者十全八、

下工は十に六を全うすとは、これこの謂いなり。

下工者十全六、　　此之謂也。

注1：経に言う＝『霊枢・邪気臓腑病形篇』に同様の内容が見られる。

注2：参じてあい応ずべし＝「参」の字には「混じる・並ぶ・連れ・交わる」などの意味がある。ここでは「照合してみると」の意味になる。

注3：尺内＝前腕前面の皮膚の状態。

注4：色青きは＝青は「蒼」と同じ。

注5：その脈中緩＝中は脈の中心ではなく「遅でも数でもない」の意味。

注6：尺の皮膚もまた数＝これは論理的なつじつま合わせの表現である。ただ、数脈の時に見られる皮膚は大抵張りがあって、実数は熱く、虚数は冷たい。

注7：全うす＝この「全う」は「すべて治してしまう」の意味ではなく「治る者は治せることを知り、治らない者は治せないことを知っている」の意味である。

【解説】

本難は診断法の要点をまとめたところで、技術的に大変高い内容になっている。

まず質問では「顔色と脈状は五行的に合えば治る病気だが、合わない者は助からない。患者の顔色と脈状にはどんな関係が有るのか（まさに参じてあい応ずべきや）、それともないのか。それを見分けるにはどうしたら良いのか。（これを為すこといかに？）」と問いかけている。

それに対して、答えは三つの部分からなっている。

記号Aの部分では治りやすい条件を挙げて、本論を展開するための前置きとしている。すなわち「肝木の顔色（青）を表していれば肝木の変動の脈（弦にして急）を拍つはずであり、肺金の顔色（白）を表していれば肺金の変動の脈（浮濇にして短）を拍つはずである。それと同じように他の三つの臓器も顔色と脈が合っているのが望ましい」という原則である。

また「寸口と尺内」も同じように合っていなければならない。尺内というのは前腕の前面の柔らかい皮膚のことで、普通は脈と同じ状態になっているものである。「……なるべし」で終わる文章はすべて「……のはずである」という意味の原則であり、後で述べる条件は大抵その反対になっている。だから前の方の「……なるべし」は治りやすい条件を述べたものであり、後ろは治りにくい条件を述べているのである。

次に記号Bの所では顔色と脈状が合わない場合のことを述べている。本文中の「色青くその脈浮濇にして短」という例は、肝木の顔色（青）と肺金の脈（浮濇にして短）の組み合わせである。「もしくは大にして緩」というのは肝木の顔色と脾土の脈という組み合わせである。木と金または土の関係はいずれも相尅の関係であるから、それが同時に存在するのは生命活動がばらばらになった証拠である。すなわち本文中の「相勝」という言葉は相尅と同じ意味である。また「浮大にして散」というのは心火の変動を表す脈、「小にして滑」は腎水の変動を表す脈である。いずれも相生の関係にあるので予後はそれほど悪くないと考えられるのである。

そして記号Cの所では、脈と「声色臭味液」の五つを照合する方法を述べている。そのことで診断法には次の四つがあることを教えている。

(1) 色（顔色）の変化を見分けて病を知る方法。これを「望診」という。
(2) 声の変化を聞き分けて病を知る方法。これを「聞診」という。
(3) 臭いと味の感じ方、それに分泌物の変化をきいて病を知る方法を「問診」という。（臭・味・液）。
(4) 経の流注を触れ、寸口の脈と尺内の皮膚を比較して病を知る方法を「切診」という。

このうち脈診と他の三つの方法をすべて照合することができる医者を「上工」といい、脈診と他の二つの方法しかできない医者を「中工」という。そしてせいぜい他の一つしかできない医者を「下工」というのである。

これらの四診法がすべてできたら、患者の九十パーセントは皆分かってしまう、それが最も上手な医者である。「だからむずかしい病気ほど脈と“声色臭味液”を照合して診なければならない」というのが本難の言いたいことなのである。

このように本難は単なる脈診法の説明ではなく、相尅病証の例を引いて診断法の極意を述べていたのである。

六十一難

［原文］

六十一の難に曰く。経に言う。望みて而してこれを知る、これを神と謂う。

六十一難曰。　経言。　望而知之、　　　謂之神。

聞いて而してこれを知る、これを聖という。問いて而してこれを知る、これを工という。

聞而知之、　　　謂之聖。　問而知之、　　　謂之工。

脈を切して而してこれを知る、これを巧と謂うとは何の謂いぞや。

たくみ

切脈而知之、　　　謂之巧何謂也。

然るなり、望みて而してこれを知るとは、その五色を望み見て、以てその病を知る。

顔　（在所・起所）

然。　望而知之者、　　　望見其五色、　以知其病。

聞いて而してこれを知る者は、その五音を聞いて、以てその病を別つ。

聞而知之者、　　　聞其五音、　以別其病。

問いて而してこれを知る者は、その五味の欲する所を問いて以てその病の起こる所、

問而知之者、　　　問其所欲五味、以知其病所起、

在る所を知るなり。脈を切して而してこれを知る者は、その寸口を診てその虚実を視、

所在也。　　　切脈而知之者、　　　　　　診其寸口視其虚実、

以てその病を知る、病いずれの臓腑に在りやを知るなり。

以知其病、　　　病在何臓腑也。

経に言う。「外を以てこれを知るを聖といい、内を以てこれを知るを神という」とは、

経言以外知之曰聖、　　　　　　　以内知之曰神、

これこの謂いなり。

此之謂也。

【解説】

本難は俗に「神・聖・工・巧」と言われるところで、診断法のまとめと言える内容である。東洋医学の診断法としては古来から望診・聞診・問診・切診の四つの方法が行われてきた。これを「四診法」という。

望診は主に患者の顔に現れる色の変化を見て病の状態を知る方法である。また聞診は患者の発する声の質を聞き分けたり、臭気をかぎ分けたりして病を知る方法である。そして問診は主に患者の味の好みや症状の変化を聞いて病を知る方法である。最後の切診とは術者の手を以て体表面に触れて、脈の変化や皮膚上の虚実を定めて病を知る方法である。現在使われている「五臓の色体表」はこれらの要点をまとめたものであり、ここの内容はその理想を述べたものである。まさに神・聖・工・巧というのはそれらの診断技術のランク付けである。

東洋医学の理想は患者の体に触れないで病態をつかむことである。その意味ではここに書かれた四つの診断法のうち、切診だけが患者の体に触れ

て病を知る方法と言える。他の三つの方法はいずれも患者の体に触れないで病を知ることができる。それゆえに切診しかできない医者を最もランクの低い未熟な医者と見ている。しかし切診と言えどもそう簡単に病が分かるものではないから、これだけしかできない医者でも「たくみ」という意味で「巧」と呼ぶのである。

一方患者の体に触れないで病を知る方法のうち、医者の側からの働きかけが可能なものが問診である。問診は味の好みや発症時期、あるいは苦痛の特徴などを細かく聞くことができる。それで問診ができる医者をプロの技術という意味の「工」というのである。

また臭いや音は発する位置に関係なく後ろからのものでも感じることができるが、色だけは術者の前方に有るものだけしか感じることができない。それで五色は「陽中の陰」といい、五音や五香は「陽中の陽」というのである。ちなみに味は口に入れた時にのみ感じることができるので「陰中の至陰」といい、脈や皮膚の虚実は他覚的にも認められるので、これを「陰中の陽」というのである。

音を聞き分けたり臭いをかぎ分けて病を知るのは「仲々できる技術ではない」という意味でこれを「聖」という。そして最も難しいのは五色を見分けて病を知る方法である。微妙な顔色の変化の中に正気の強さや病の位置を知って病態をつかむことができたら「それは人間技ではない」という意味で「神」というのである。

もちろん「神・聖・工・巧」はそれぞれ望・聞・問・切の一術しかできないというものではない。「神」は四診法すべてに精通している医者で、何が来ようとすべて分かってしまう診断技術の持ち主である。同じように「聖」は望診以外の三つの方法をすべて修得した医者のことである。ただ「工」と「巧」についてはどちらが上とも言えない。問・切の二術ができればこれは「巧」というが、問診ができるのみで脈診のできる医者よりも上かというと、そうは言えない。巧みは同じプロでも熟練を要するし、今では脈診よりも問診を先に修得するのが臨床家の常ではないかと思う。しかし結びの文章のように、あくまでも患者に触れないで知る方が上とする考え方が、この時代には支配的であった。すなわち「経に言う」以下の文章は『霊枢』からの引用であるが、その中で「外を以てこれを知るを聖という」は「外に現れる現象は比較的分かり易い」という意味である。これは切診などの方法を指している。反対に「内を以てこれを知るを神という」は「内面的な変化を知るのは容易なことではない」というほどの意味である。このことは望診や聞診、それに問診などで何を知るべきかを考えさせてくれるのである。

表現こそ違うが『霊枢』も難経も言わんとするところに違いはない。触れて知る方法と触れないで知る方法とを比べたら、やはり患者に触れないで知る方法の方がより高度な技術であり、「一見してすべての病態を見抜くことが東洋医学の診断法の理想である」と教えているのである。

第5章　経 穴 論

■経穴については六十二難から六十八難までの間に述べられているが、そのほとんどが手足の五行穴の説明に費やされている。それ以外の穴についてはわずかに六十七難のみである。そこで本章はまず原穴について見ていき、次に井穴、そして陰経の五行穴の順に見てから、十難と三十三難を加えて陽経の五行穴の使い方を考えてみたいと思う。更に本書ではそれらに四十五難を加えて「その他の要穴」として本章の最後に述べることにする。

原穴

古典の中で最も重要視されているのが原穴である。難経ではこれを六十二難と六十六難で扱っている。

六十二難

[原文]

六十二の難に曰く。臓に井榮五つ有り。

六十二難曰。　臓井榮有五。

腑独り六つ有る者は何の謂いぞや。然るなり。腑は陽なり。
注

腑独有六者何謂也。　然。　腑者陽也。

三焦は諸陽にめぐる。故に一兪を置く。名づけて原という。

（の気）

三焦行於諸陽。　　故置一兪。　　名曰原。

腑に六つ有る者もまた三焦と共に一気なり。

腑有六者亦與三焦共一気也。

注：腑独り＝「陽経だけが六つ有るのは」という意味である。

【解説】

本難は相火論の経穴篇といった所である。陰経の要穴は五穴しかないのに、陽経の要穴はそれに原穴を加えた六穴となっている。その理由を述べたのが本難である。同様に陰経の原穴については六十六難に述べられているので、本難と六十六難は表裏一体のものと言ってよい。

ここでは「三焦の代わりに一兪を置く。その穴を原という」と言っている。またキーワードらしき一語として結びの文に「三焦と共に一気なり」とも言っている。これは三十八難とまったく同じ論法を用いたものである。その意味では陽経に六穴の要穴が配されている本当の理由を答えているとは言えない。本当の理由は次の六十六難の解説で述べることにする。

「三十八難」によれば「三焦は原気の別。名有りて形無し」と述べている。その三焦が「諸陽（経）にめぐる」と言っている所から、原というのは「先天の原気」の別名であって原穴はそれが体表面に現れる所だと言っているのである。

原穴はいずれも手足の関節付近の脈動部に当たっているところから、古人はその脈動をまさに「体表面に現れた先天の原気の鼓動」と考えていたようである。では原穴が即先天の原気を強める所かというと、そうは言えない。確かに病が治る過程において先天の原気が深く関わっていることは間違いないが、古人はそうした治癒過程における生命力への崇拝と畏敬の念を込めて、これを「原」と呼んだのである。

六十六難

［原文］

六十六の難に曰く。経に言う。肺の原は太淵に出ず。

注1

六十六難曰。　経言。　肺之原出於太淵。

心の原は太陵に出ず。肝の原は太衝に出ず。

心之原出于太陵。　肝之原出于太衝。

脾の原は太白に出ず。腎の原は太谿に出ず。

脾之原出於太白。　腎之原出于太谿。

少陰の原は兌骨に出ず。胆の原は丘墟に出ず。

注2

少陰之原出于兌骨。　胆之原出于丘墟。

胃の原は衝陽に出ず。三焦の原は陽池に出ず。

胃之原出于衝陽。　三焦之原出于陽池。

膀胱の原は京骨に出ず。大腸の原は合谷に出ず。

膀胱之原出于京骨。　大腸之原出于合谷。

小腸の原は腕骨に出ず。

小腸之原出干腕骨。

十二経は皆兪を以て原と為すものは何ぞや。

十二経皆以兪為原者何也。

然るなり。五臓の兪は三焦のめぐる所、気の留止する所なり。

A
然。　　　五臓兪者三焦之所行、　気之所留止也。

三焦めぐる所の兪を原と為す者は何ぞや、然るなり。臍下腎間の動気は

B
三焦所行之兪為原者何也。　　　　　然。　　　臍下腎間動気者

人の生命なり。十二経の根本なり。 故に名づけて原という。

人之生命也。十二経之根本也。故名曰原。

三焦は原気の別使なり。

三焦者原気之別使也。

三気を通行し、五臓六腑に経歴することをつかさどる。

注３　　　　　注４
主通行三気、経歴於五臓六腑。

原は三焦の尊号なり。 故にとどまる所をすなわち原と為す。

原者三焦之尊号也。故所止輒為原。

五臓六腑の病有る者は皆その原に取るなり。

注5
五臓六腑之有病者皆取其原也。

注1：経に言う＝『霊枢・九鍼十二原篇』に見られる。

注2：兌骨＝神門穴の所、具体的に言うと豆状骨を指す。

注3：三気を通行し＝三気とは宗気・榮気・衛気の三つを言う。

注4：五臓六腑に経歴す＝原穴は経中にあるが、「経歴」は「五臓六腑にも巡る」の意味である。要するにここは「全身をくまなく巡る」の意味になる。

注5：その原に取る＝ここの「取る」は治療の意味ばかりでなく、診断の意味も含んでいる。

【解説】

本難は五行穴のうちの原穴について述べた所である。

全体の構成は問いの文章と記号A・Bの三つの部分からなっている。問いの文章では十二経の原穴を紹介しながらその存在意義をたずね、記号Aでは原穴の定義を述べている。またBはその性質について述べた所である。

先ず原穴を紹介している中で、心経のみ「少陰の原は兌骨に出ず」と言って穴名を上げていないが、その理由は本難の出典である『霊枢』が書かれた時代には、心が完全に君火として独立した扱いを受けていた為に、よほどのことがない限り神門穴は用いられなかったと考えられるからである。そのことはまた「心の原は太陵に出ず」という表現からも裏付けられる。太陵（大陵）を「心包の原」と言わずに「心の原」と言っているからである。

またAの所で「五臓の俞は三焦のめぐる所」と言っているが、これは原穴がすべて脈動部に当たっている為である。古代人は脈動を生命の「あかし」と考えていた。そのことを「三焦は原気の別使なり」と言っているのである。

一方Bの内容は八難の言葉を借りて、ほとんど三焦の（というより先天の気の）説明に費やされている。五臓の兪はもともと「治す所」という意味だが、脈動部に当たっている原穴は経穴の発達過程において、最初に発見された所と考えられる。だから始めの頃は病気といえば何でもここを取穴していたに違いないのである。古代人が脈動に特別の念を抱いていたということは前にも述べた。それでここに「兪」の字が与えられたのであろうと考えられる。

次に三気とは宗気・榮気・衛気の三つのことである。榮気は中焦の主る気で新陳代謝を行い、組織を作って生命を維持する働きを持っている。衛気は上焦の主る気であり、榮気と共に全身をめぐってあらゆる活動の源となる。また宗気は生命力の根本として本来下焦にあるべきものだが、上焦に上って心尖拍動という形で体表に現れる。すなわち「三焦」とはこの三気の作用の別名に他ならないのである。

そこで最後に六十二難から引き続いて残った問題である。六十二難の解説で「陽経の要穴が六穴ある本当の理由が述べられていない」と書いたが、その答えは別の難に書かれているからである。すなわち七十難を見ると「春夏は一陰を至し、秋冬は一陽を至す」となっている。もちろん七十難の内容は刺法に関する記述であるが、要穴についてもまったく同じ理由が当てはまるのである。

春夏は陽の季節であり、秋冬は陰の季節である。陽の季節に陽の刺し方を行い、陰の季節に陰の刺し方だけを行うと陰陽の交流が起こらず、好ましくない結果を招くことになる。それを防ぐためには七十難にも書かれているように「春夏は一陰を至し、秋冬は一陽を至す」という刺し方をしなければならない。陰陽の円滑な交流が行われる為には常に一方に偏らないような配慮を忘れてはならないのである。

これと同じ理由で要穴の数も陽経には陰の数の「六」を使い、陰経には陽の数である「五」を用いることになっている。従って陽経の要穴は六穴とし、陰経は五穴としているのである。

ただし、陰経の場合は原穴が土性の穴と一致している為に、その適応症は陽経の場合とやや異なっている。例えば陰経の原穴は発熱などの全身症状が特に強い場合や、出血傾向が認められている疾患、それに五臓の色体表の「合」と書かれている症状に対して特に有効なようである。これに対して陽経の原穴は、該当する経の中でも特に軀幹に症状が強く見られる場合に用いて有効な穴である。

臨床的に言うと、陰経の適応症はいわゆる「不定愁訴」と言われるもので、内傷による全身的、かつ変化の多い陽性の症状に対して有効である。ところが陽経の適応症は外邪性で比較的局所的な陰性の症状が多い。言い換えれば陰経の五行穴の影響はどれを使っても広い範囲に及ぶが、陽経の五行穴は特定の部位の症状を治す比較的限局性の影響力しか持っていないことが分かる。そこで陽経にも広い範囲に影響を及ぼす穴が必要になる。それが陽経の原穴であり、陰経よりも一穴余分に加えられた理由であろうと考えられる。

その他、陰経の原穴にはもう一つの重要な働きがある。

陰経の五行穴の使い方については六十九難の中で詳しく述べるが、その時に現れている脈状との関係で、季節と五行穴との間には密接な関係が認められる。季節によって有効な穴が変化するからである。そのうち原穴が使えるのは原則として各季節の始まりと中心の節気だけである。季節の始まりとは立春・立夏・立秋・立冬の日からそれぞれ十五日間であり、中心の節気とは春分・夏至・秋分・冬至の日からの各十五日間である。
ところが原穴には他の四種類とは明らかに異なる性質も見られる。

干支相尅の時期が廻って来ると、上の原則が崩れていつでも原穴が効果を発揮するようになるのである。例えば甲申や庚寅の月や年には原穴の補法を必要とする患者が増加する傾向が見られる。年と月の干支が共に相尅となる時期にはなおさらのことである。

干支相尅の時期は気の流れがまことに複雑で、治りが順調ではない。その時に相尅の害を中和するのが原穴の知られざる作用である。その理由を考える時は原穴というより土穴というべきかもしれないが、一言で言うと

「困った時の先天の気頼み」という意味ではないかと考えられる。確かに後天の気は土性の作用とされてはいるが、胃の気には体力の強化作用はあっても複雑な乱れを調和させる作用は認められない。従ってこのような時期は、先天の気の作用によって気の乱れに順応していくと考えるのが妥当である。まさしくこれは「三焦のめぐる所を原と名づける」所以であろうと思うのである。

井穴

　次に井穴を考えてみよう。井穴については六十三難と七十三難に述べられている。

六十三難

[原文]

六十三の難に曰く。十変に言う。五臓六腑の榮合、

六十三難曰。　十変言。　五臓六腑榮合、

皆井を以て始めと為す者は何ぞや。然るなり。

皆以井為始者何也。　然。

井は東方の春なり。満物の始めて生ず。諸蚑行喘息、　蜎飛蠕動して、

注

井者東方春也。　満物之始生。　諸蚑行喘息、蜎飛蠕動、

まさに生くべき物の春を以て生ぜずということなし。

当生之物莫不以春生。

故に歳の数は春に始まり、日の数は甲に始まる。故に井を以て始めと為すなり。

故歳数始於春、　　日数始於甲。　　故以井為始也。

注：蚑行喘息（きこうぜんそく）、蛸飛蠕動（しょうひぜんどう）＝「蚑行」は足の短い虫が這い回ること。蛸は俗に「たこ」の読みがあるが、元は蜎が使われていた。これはアシタカグモのこと「蛸飛」は足の長い虫が跳ね回ることを言う。また喘息は症状ではなく「ぶーん」という虫の羽音を意味する。蠕動は体をくねらせて動くことだが、ここは喘息と蠕動が同じ韻を踏む形になっている。（中国語では喘 chuan/ 蜎 yuan/ 蠕 ruan といずれも共通の語尾上がりの発音となる。）

【解説】

本難は誠に格調の高い文体を用いている為に、特に意味がつかみにくい。臨床的に何の関係もなさそうに見える文章の中に、井穴のもつ特殊な存在意義が見事に隠されている。

本論に入る前に、とにかくこの文の要旨を整理してみよう。

「井は東方の春である。春は満物が生ずる時である。故に井を五臓六腑の始めとするのである」という意味になる。まことに立派な三段論法だが、これを読んで真意の分かる人がはたして何人いるであろうか。およそ達意の文とは程遠い表現である。

問いの文に「井を以て始めと為す者は何ぞや？」と聞いているが、これだけの文章では何を聞こうとしているのか明瞭ではない。しかも答えの文章でさえも「井は東方の春なり」という奇抜な言い回しから始まって何一つ結論を出していない。しかもその後の展開はあたかも一遍の詩を思わせる様な流麗な文章を連ねている。いかにも「これだけの言葉を頼りに真の意味を察せよ」と言わんばかりである。

本難を理解する為のキーワードは問いの文章に隠されていると筆者は考えている。すなわち「十変に言う」の後の「五臓六腑の榮合」というのが真のキーワードであろうと思うのである。一見すると「満物の始めて生ず」がキーワードであるかのように見えるが、これをキーワードとすると、なおかつしなければならないことがある。それはまず問いの文章を普通の肯定文に変えてみることである。

この部分をひとまず肯定文に変えてみると「井穴は（何かの）始めと為す」となる。ところがただ「五行穴の始めと為す」では答えの文章が少々大げさ過ぎるので、もう少し問いの文を操作してみる必要がある。

例えば問いの文から「榮合」を削除してこれを肯定文に変えてみると、すぐに答えが見えてくる。すなわち「井を以て五臓六腑の始めと為す者なり」とすれば、答えの文もおのずとうなずける。もし仮に本難が木穴の説明であるとするならば、問いの文は「十二経の五兪穴は皆井を以て始めと為すは何ぞや？」とすべき所である。ところが原文は「五臓六腑の榮合」となっている。このおかしな書き方が本当のキーワードなのである。つまり五臓六腑の始めは言うまでもなく先天の気である。また「五兪穴」と言わずに「榮合」と言っているのも、先天の気を連想させる為の表現である。榮は火性、合は水性である。この両者を合わせると「命門」の代名詞になるからである。扁鵲は先天の気を読者に気付かせる為に、このような言葉を使っているのである。

一般に五行穴の作用は中焦の調整を行う穴になっているが、井穴の場合は他の穴と違って特に先天の気に対する影響が大きい。扁鵲はそのことを明言せずに、分かる読者にだけ分かるように書いている。その為に答えの文は生命の息吹を感じさせる言葉をふんだんに用いて、流麗闊達な文章で生命を賛美している。

すなわち「春は小さな虫がぶんぶんと羽音をたてて動き回り、大きな虫も盛んに飛び跳ね、幼虫はもくもくと動き回る。春の息吹と共に生きとし生ける者すべてが動き始める。このように春はあらゆる生命が始まる時であり、井穴はその春と同じような作用を持っている」と説いている。また結びの所で「始まる」を繰り返しているのも、注の所と同様に韻律を調えているからである。

では井穴がなぜ先天の気への影響が大きいのかというと、その理由は次に述べる七十三難の中に書かれている。それによると「諸井は肌肉浅薄にして使(せしむる)に足らざるなり」と述べている。この穴は肌肉が薄いので後天の気には影響が少ない。その分だけ先天の気に影響が大きいわけである。技術的にはどうするのかというと、例えば狭心症の時に中衝穴や少衝穴から瀉血を行うという方法が昔はよく行われていた。これらの方法は井穴と先天の気の関係を利用したものである。詳しいことは次の七十三難と、七十五難の所で説明するのでそれを参照して頂きたい。

七十三難

［原文］

七十三の難に曰く。諸井は肌肉浅薄にして気少なく、

七十三難曰。　諸井者肌肉浅薄気少、

せしむるに足らざるなり。これを刺すこといかに。然るなり。諸井は木なり。

補瀉を　　　　　　　　　　　　　　　　　A

不足使也。　刺之奈何。　然。　諸井者木也。

榮は火なり。火は木の子、まさに井を刺すべき者は榮を以てこれを瀉すべし。

榮者火也。火者木之子、当刺井者以榮瀉之。

故に経に言う。補は以て瀉を為すべからず、瀉は以て補を為すべからずと。
B

故経言。　　補者不可以為瀉、　　　瀉者不可以為補。

これこの謂いなり。

此之謂也。

【解説】

本難は井穴の使い方について述べた所である。井穴はほとんどが爪の生え際など指の末端部に位置しているが、肌肉が薄いことを理由にその特殊性を唱えている。ここは七十五難のヒントとして大変重要な所である。

先ず「諸井（穴）は肌肉が薄くて使いにくい所だが、果たしてどのような刺し方をすれば良いのか？」という質問から始まっている。

その答えはＡ・Ｂ二つの部分からなっている。先ずＡは「井穴は木性の穴なので（使いにくければ）その子である榮火穴を代わりに瀉せば良い。」と答えている。これはひとまず具体的な術式を述べたものである。一方Ｂではその注意点を述べている。全体の構成から見て本難の結論はＡの中にあると考えられる。また「榮火穴」と特定しているところを見れば、本難の内容は陰経の井木穴に限って述べているということも分かる。

ほとんどの注釈書がこの難の解釈として、Ａの部分は「瀉法を行うべき時には榮火穴を瀉し、（本文中には現れていないが）補法を行うべき時は合水穴を補うべし」と解し、Ｂの所は単に「補瀉の法を誤ってはならない」という戒めと見ている。

ただそれだけなら井穴の存在意義は非常に希薄なものになってしまう。しかも榮火穴と合水穴で代用できる程度の安易なものならば、Ｂの戒めなど必要ない筈である。だから筆者はこの解釈には賛成できない。この難にはもっと深い意味が隠されていると考えている。

この難の記述は一見六十九難の内容とよく似ているが、もしもこれがその延長であるとするならば、原文は「弦脈を拍っている者には火穴の瀉法を行えば良い」という意味になり、難経の大きな矛盾となってしまう。そこで筆者は次の様な解釈をしている。

先ず本難を解くキーワードがどこにあるのかと言うと、「諸井は肌肉浅薄にして気少なし」という一文であり、もう一つはBの一節ではないかと思う。

本文中でも言っているように、井穴は木性の穴である。「これを刺すこといかに？」という聞き方と「まさに井を刺すべき者は」という答え方は、明らかに「木性の病症に対して」という前提を示している。それに対して榮火穴と合水穴を使うというやり方は、七十五難の治療法を彷彿とさせるのである。

次にBの表現についてだが、この真意を知るには文字を補足しなければ無理である。

「補は以て瀉を為すべからず、瀉は以て補を為すべからず。」は単純に読めば普通の注釈書の様に「実を実し虚を虚す過ちを犯してはならない」という、いわゆる誤治の戒めの意味に取りやすい。だが文字を補足してみるとまったく違った意味になる。

ここで使われている「補瀉」の文字には①目的（証）・②手技・③結果の三つの意味が考えられる。すなわちここで言う目的とは「井木穴を補うべき症状、或いは瀉すべき症状」のことであり、手技はそれに対する刺法である。また結果とは体がその刺激をどう受取るかということである。仮に「当」の字を前に入れたとすると「当（まさ）に補法を為すべき者に以て瀉法を為すべからず」となる。これは目的と手技の組み合わせであり、多くの注釈書と同じ浅い解釈となる。

「□□は以て○○と為すべからず」は「□□を用いて○○の結果を招くようなことをしてはならない」の意味であるから、これはその手技と結果を表していると考えるべきである。従って後の方を結果とすると、「補法をする者は以て○○に瀉と為すべからず」の意味になる。どちらも不本意な結果であることに違いはないが、目的と手技の組み合わせの場合は「目的を誤って、してはいけない手技を加えた結果」であり、手技と結果の組み合わせの場合は「目的通りの手法をしているのに、思わぬ結果になる」という意味である。

もっとはっきり言えば「補おうとする対象には補法の結果が及ばないで、別な物の瀉法になってしまう」という結果である。ここは対句になっているので、瀉法についても言うと「瀉そうとする対象には瀉法の効果が及ばないで、別な物の補法、或いは瀉法になってしまう」という意味である。「別な物」というと正気と邪気の意味に受け取られ易いが、そのヒントとなるのが先に述べた「諸井は肌肉浅薄にして………」の一節である。肌肉が薄いということは中焦に及ぼす影響が少ないということである。だからＢの始めの文章は「中焦、すなわち胃の気を補っているつもりで別な物を瀉してはいけない」という意味になる。もしも別な物が邪気であるとすれば、あえて戒めをする必要はない。従ってここの「別な物」は胃の気と対を為すもの、すなわち「先天の気」を指すことになる。

そこでこれらの言葉を加えて、もう一度言い直してみると「胃の気（後天の気）を補おうとして先天の気を瀉してはならない。また先天の気を補おうとして胃の気を瀉してはならない」となる。つまりＢの内容は「井穴は肌肉が薄いのでその刺鍼に当たっては、他の穴とは違う注意が必要である」という意味だったのである。

何故このような言い方になるのかというと、手足の五行穴は本来どこを補っても胃の気の調整にほかならない。たとえそれが腎経の穴であろうと、五行穴の補法は胃の気のめぐりを促しているだけなのである。だから肌肉の薄い井穴では胃の気を補うのが難しい。そのつもりで逆に先天の気を瀉すことにもなりかねない。その為にこのような戒めが必要だったのである。

前述の口語訳がどちらも「補おうとして」になっていることに疑問を感じる方もいると思うので、少し説明を加えておくことにしよう。「手足の五行穴はどこを補っても胃の気の調整にほかならない」と書いたが、先天の気の調整を行う場合は、同じ陰経の五行穴に対して補瀉を逆にするのである。つまり井穴に補法を行うと、肌肉が薄いので胃の気を補っているつもりでも反対に先天の気を瀉してしまうことが起こり得る。そんな過ちを戒めたのが七十三難なのである。冒頭に「七十五難のヒントとして重要である」と書いたのもその為である。

順調な状態であれば、陽は増大し陰は減少し続けるものである。ところが何らかの異常で陰が増大し始めた時、生命は大変な危険にさらされることになる。「何らかの異常」とは言うまでもなく先天の気の衰弱であり、証としては陰経の実を意味している。その時の治療法が陰経の五行穴に対する瀉法である。だから「補は以て瀉を為すべからず、瀉は以て補を為すべからず」は「何を補うべきか、どちらを瀉すべきかをよく考えて、補瀉を行うべきである」と説いているのである。

五行穴Ⅰ

五行穴について述べた難としては、六十四難・六十五難・六十八難の三つがある。そのうち六十四難については陰経と陽経との五行の関係を述べているので、次の節で考えることにして、本節では主に陰経の五行穴について述べた六十五難と六十八難を見ていくことにする。数字は逆になるが、比較的初心者向きに書かれた六十八難から先に見てみることにしよう。六十八難は五行穴全体の適応症を述べた所である。

六十八難

［原文］

六十八の難に曰く。五臓六腑、皆井榮兪経合有り。

六十八難曰。　　五臓六腑皆有井榮兪経合。

皆いずれを主る所ぞ。然るなり。経に言う。出だす所を井と為す。流れる所を榮と為す。

注１　　　　　　注２　　A
皆何所主。　　然。　　経言。　所出為井。　　所流為榮。

そそぐ所を兪と為す。行く所を経と為す。入る所を合と為す。

所注為兪。　　所行為経。　　所入為合。

井は心下満るを主る。榮は身熱するを主る。兪は体重く節痛むを主る。

B
井主心下満。　　榮主身熱。　　兪主体重節痛。

経は喘咳寒熱を主る。合は逆気して泄すを主る。

経主喘咳寒熱。　　合主逆気而泄。

これ五臓六腑の井榮兪経合主るところの病なり。

此五臓六腑井榮兪経合所主病也。

注１：主る＝ここは「どんな症状を治せるのか」という意味である。従って「主」の字は「治」（おさむ）と置き換えることも出来る。
注２：経に言う＝『霊枢・本輸篇』に見られる。

【解説】

本難は五行穴の使い方のいわば総論である。答えのうち記号Aの部分では穴の性格を、またBの部分ではその大まかな使い方を述べている。「大まかな」と言ったのは「五臓六腑、皆井滎兪経合有り」という聞き方をして、本難の内容が陰経だけでなく十二経全体を想定したことになっているからである。

Aの内容は古来から多くの議論がなされてきた。ところがここに書かれている文字の意味は、はっきり言って謎である。何故ならば、陰経と陽経の五行穴をまったく同じランクで扱うことは六十四難と矛盾するからである。しかも「五臓六腑、皆……」と言ったにも拘らず、Bの内容は明らかに陰経を念頭に置いた書き方になっていることも、曖昧な原因の一つになっている。しかし議論はともかくとして、本書でも一応原文のまま解釈を進めていくことにしよう。

Aの表現全体は井穴から湧き出た水の流れがそれぞれ五行穴をめぐって、合穴に流れ込む形に例えられている。この中で最も重要な意味を持っているのが「そそぐ所」すなわち兪穴である。これは明らかに三焦の気の強さを測る所を表す名である。現にこれは手関節や足関節の付近にあって、大抵は脈動部に当たっている。特に陰経の兪穴は『霊枢・九鍼十二原篇』でも大変重要視されている。三焦は名前が有って形の無いもの、それ故に兪穴は「三焦の状態を知る為の“のぞき窓”のような所だ」と考えられてきたのである。

その前後にあって流れを調整しているのが滎穴と経穴である。滎穴はおおむね指の付け根（基節関節）のやや下方にある。「流れる所」は谷川のように流れの早い所という意味である。また経穴は「行く所」となっている。ここは前腕や下腿の末端近くにあるので、次の合穴まではかなりの距離がある。だから「めぐる所」と読んでも間違いではない。ここは「海に注ぐ大河の様に、ゆったりとした流れ」という意味で「行く所」と読むのが妥当である。

次に井穴については一般に「出ずる所を井となす」と読まれている。五行穴の流れを川の流れに例えて、その出発点となるのが井穴だからである。しかしどれだけの人がそのことを理解できるだろうか。筆者はあえて「出だす所を井となす。」という読み方をしてみた。その理由は次の合穴と共にこの後の六十五難の中で述べることにする。

最後は合穴である。合穴は肘や膝の関節付近にあって、五行穴の中で最も臓腑に近く、しかも比較的深い刺し方が出来るという意味で「入る所」と表現されている。これも六十五難の所で述べるので、そちらを参照して頂くことにして、Ｂに進むことにしよう。

Ｂでは五行穴の主治症を紹介している。

井は心下満るを主る。＝「心下満」は季肋部の不快感のことで、肝木の変動によく見られる症状を言う。

榮は身熱するを主る。＝「身熱する」は発熱とは限らない。発熱も含めて身体が熱く感じる症状すべてを言う。これは心火の変動による症状である。

兪は体重く節痛むを主る。＝「体重く節痛む」とは肌肉の症状であり脾の変動による四肢の症状である。

経は喘咳寒熱を主る。＝「喘咳寒熱」とは肺の変動による症状を指している。寒熱は外邪によって熱が出たり身体が冷えたりすること、現代の弛張熱もこれに当たる。喘咳は咳こんだり息がぜいぜいするなどの呼吸器障害のことである。

合は逆気して泄すを主る。＝「逆気」は上焦に気が集まること。「泄」は下痢のこと。いずれも腎水の変動による症状である。

以上のようにＢの所を見てみると、どれも陰経の変動を前提としていることが分かる。陽経の五行穴は圧痛を頼りに取穴できるが、陰経の五行穴はそうはいかないことの方が多い。その為の選穴基準として書いたのが本難である。

難経はその内容が具体的な所ほど経験の少ない術者を対象として書かれている。本難のＢはその典型ということが出来る。ところがＡの方は非常に意味深な言葉の連続である。井穴から出て合穴に入るのは一体何なのか、その疑問を解くには相当な臨床経験が必要である。この点については次に述べる六十五難を参照して頂きたいと思う。

六十五難

［原文］

六十五の難に曰く。経に言う。出だす所を井と為し、

注

六十五難曰。　経言。　所出為井、

入る所を合と為す。その法いかに。然るなり。

所入為合。　其法奈何。　然。

出だす所を井と為すとは、井は東方の春なり。満物の初めて生ず。

所出為井、　井者東方春也。　満物之初生。

故に出だす所を井と為すと言うなり。

故言所出為井也。

入る所を合と為すとは、合は北方の冬なり。陽気入りて蔵す。

所入為合、　合者北方之冬也。陽気入蔵。

故に入る所を合と為すと言うなり。

故言所入為合也。

注：経に言う＝『霊枢・本輸篇』に見られる。

【解説】

本難は表向きは井木穴と合水穴の特殊な性質について述べているように見える。けれども見方を変えると、ただ一字も使わずに中心の三穴、すなわち「榮火穴・兪土穴・経金穴の重要性を表現している」と言うことも出来るのである。またここで述べられているのは陰経のみの特長である。

本難の原文を見る限り、井木穴と合水穴の具体的な特長は何一つ明らかにされてはいない。強いて言えば「出だす所を井と為し、入る所を合と為す」をヒントに「井木穴は浅く刺し、合水穴は深めに刺した方が効果的である」という解釈は成り立つ。確かに合水穴は最も臓腑に近い位置にあり、井木穴は最も離れた位置にあるという存在位置から見ても、刺入の深さに違いができるのは当然のことかもしれない。やさしい解釈をしようと思うならそれでよい。だがそれだけの為に六十五難を置いたとは考えにくい。筆者はもっと深い意味があるのではないかと考えている。

六十八難によれば、この二穴の適応症として「井は心下満るを主る。……（中略）……合は逆気して泄すを主る」と述べている。臨床的には井木穴を補うと季肋部の緊張が弛み、合水穴を補うと下腹部の緊張が弛むことは確かに確認できる。そのことから明らかに合水穴は上焦に集まり過ぎた気を下焦に引き下げる作用があることは事実である。このことは六十八難の記述と一致している。

「出だす所と入る所」の表現にこだわれば、他にもまだ解釈が出てくる。すなわち「入る所」は表面にある正気を寒気に耐えられるように、深い所に入れる作用のある穴と見る解釈が一つできる。またそれとは逆に、極めて深い所に入った病症を治す穴であると見るのも一つの解釈である。反対に井木穴は深い所の正気を表面に呼び出したり、或いは表面の邪気を取り除く為の穴であると見ることも出来るのである。

だがそのことよりも、むしろ始めに書いたように、文章に述べられていない所から考察を進めた方が、本難の主旨としてはより正しい解釈が出来るのではないかと思う。

五行穴全体を見てみると、その中心には兪土穴がある。兪土穴は手足の関節付近の脈動部に位置する穴であり、中焦の働きを整える作用を持っている。これを補うことにより、消化が盛んになって食欲が増進し、皮下（肌肉）の循環と感覚を調整することが出来る。その前後に存在するのが榮火穴と経金穴である。

榮火穴を補えばその経脈の流れ過ぎを抑制することができ、反対に経金穴を補うと遅れている流れを促進することが出来る。火は心、金は肺の変動を助けるから、いずれも上焦の調整穴である。つまりこの二穴は榮衛の流れを調整する上で大変重要な穴なのである。

榮衛に直接作用する穴が兪土穴を挟んでいるという関係は、ちょうど上焦が中焦を守っている形である。この三穴は相生の関係でもあり、中焦が榮衛を作り出す段階からその流通過程に至るまで、榮衛の循環すべてを調整するのに大変都合が良い関係になっている。

これに対して井木穴と合水穴は共に陰の臓（下焦）に影響が大きい穴であり、どちらも兪土穴とは相尅的な関係にある。ほとんどの井木穴が爪甲根部にある中で、腎経の湧泉穴と肝経の太敦穴のみが例外になっているのは、その陰気をできる限り少なくする為であろうと考えられる。

同じ五行穴の中でもこの二種類の穴だけは、他の三穴よりも比較的後天の気に対する影響力が少ない穴であると見ることが出来る。その意味では経全体の流れ方を調節するというよりも、五臓と経の間の流れ方を調整している穴ではないかと考えることが出来る。それ故に「出だす所を井と為し、入る所を合と為す」という表現になったのではないかと筆者は見るのである。従って先に「この表現にこだわれば」といって紹介した二つの内容と合わせて、これだけで少なくとも三つの解釈が出来るのである。

なお井木穴については七十三難の所でも述べたので、本難と共に読み合せてみると一層分かり易い。

五行穴Ⅱ

今度は陽経も含めた五行穴の使い方について考えてみよう。それについては主に六十四難に述べられている。しかし六十四難は「干合」という法則を使って説明されている為に、現代人にとってはまことに難解な内容になっている。これを正しく理解する為にはどうしても十難と三十三難の知識が必要になる。これらの三つの難が複雑に絡み合って、互いの内容を補充し合うという微妙な関係になっている。そこで本節はまず比較的具体的に見える十難を考え、続いて干合の法則を説明した三十三難、そしてそれらをまとめる意味で六十四難を見るという順序で進めていきたいと思う。

十難

[原文]

十の難に曰く。一脈変じて十と為す者は何の謂いぞや。

十難曰。　　一脈為十変者何謂也。

然るなり。五邪の剛柔と相逢うの意なり。

然。　　五邪剛柔相逢之意也。

例えば、心脈の急甚だしき者は肝邪の心をおかすなり。

①　注1

仮令心脈急甚者肝邪干心也。

心脈の微急なる者は胆邪の小腸をおかすなり。

②

心脈微急者胆邪干小腸也。

心脈の大甚だしき者は心邪の自ら心をおかすなり。
③
心脈大甚者心邪自干心也。

心脈の微大なる者は小腸の邪、自ら小腸をおかすなり。
④
心脈微大者小腸邪自干小腸也。

心脈の緩甚だしき者は脾邪の心をおかすなり。
⑤
心脈緩甚者脾邪干心也。

心脈の微かに緩なる者は胃邪の小腸をおかすなり。
⑥
心脈微緩者胃邪干小腸也。

心脈の濇甚だしき者は肺邪の心をおかすなり。
⑦
心脈濇甚者肺邪干心也。

心脈の微かに濇なる者は大腸の邪、小腸をおかすなり。
⑧
心脈微濇者大腸邪干小腸也。

心脈の沈甚だしき者は腎邪の心をおかすなり。
⑨
心脈沈甚者腎邪干心也。

心脈の微かに沈なる者は膀胱の邪、小腸をおかすなり。
⑩
心脈微沈者膀胱邪干小腸也。

五臓、おのおの剛柔の邪有り。例えば一脈すなわち変じて十と為すなり。

注2

五臓各有剛柔邪。　　　　仮令一脈輒変為十也。

注1：干＝「おかす」と読むが「～の場所を」の意味を含む。

注2：輒＝この字は「すなわち」と読む。

【解説】

本難は心脈を例にとって脈と五邪の関係を述べた所である。まず説明に入る前に、ここは本文の内容をまとめて表にした方が分かり易いので、**表11**を参照しながらこの解説を読んで頂きたいと思う。

ここには五種類の脈状を上げているが、他の難とはやや表現を異にするものがあるので、先にその説明から始めることにしよう。

本文中には「甚」と「微」の字が五回ずつ見られる。このうち微の字は「微脈」の意味の名詞ではなく、それぞれの脈状の変化が「比較的軽い」或いは「少ない」の意味を表す形容詞である。そして「急脈」は「速い」の意味ではなく「緊張の強い脈」或いは指の腹に「鋭く当たる脈」の意味である。また大脈は「溢れる」という意味の「洪脈」を指している。

次に「沈」は「伏」や「濡」なども含む柔らかい脈のことである。

そこで本題だが、ここで言う「心をおかす」には四十九難の形と五十三難の形の二通りの解釈が可能である。言うまでもなく四十九難の形は病の始まりであり、五十三難の形で解釈する場合は「伝変した結果」ということになる。

先ず①は肝の邪が心を侵した場合である。この時の症状を四十九難から拾ってみると、「其の（顔）色まさに赤かるべし。其の病脇下満痛す。其の脈浮大にして弦。」とある。つまり「心脈の急甚だしき者」とは「浮大にして弦」の脈と同じなのである。

②は胆邪が小腸を侵した場合である。これは経病として取ると甚だしい実脈になってしまう。だから文章の通りであれば腑病と考えられる。すな

脈状	急	大	緩	濇	沈
甚（干心）	肝の邪	心の邪	脾の邪	肺の邪	腎の邪
微（干小腸）	胆の邪	小腸の邪	胃の邪	大腸の邪	膀胱の邪

表11

わち激しい腹痛と赤色の下痢という症状を呈するはずである。そうすれば脈は虚脈になるので、微急というのもうなずけるわけである。

③は心邪が心を侵す場合、いわゆる心の正経自病である。これも四十九難から拾ってみると「まさに臭いをにくむべし。其の病身熱して煩え、心痛す。其の脈浮大にして散」とある。このことから「甚だしい大脈」とは熱の高い脈であることが分かる。

④は小腸の正経自病である。これは「身熱して腹痛み血の混じった便を下す」といった症状を表す。

⑤は脾邪が心を侵した場合である。同じく四十九難では「脾邪心に入れば、苦味を喜ぶと為す。其の病身熱して而して体重く臥するを嗜む。四肢収まらず。其の脈浮大にして緩」と言っている。熱があるのは③と同じだが、身体がだるくて寝てばかりいる、といった状態である。

⑥は胃邪が小腸を侵した形である。食欲がなくて腹満があり、時に嘔吐し、水様便を下す、といった症状を呈するはずである。

⑦は肺邪が心を侵した形である。「肺邪が心に入れば、譫言妄語を為すなり。其の病身熱して洒洒として寒す。甚だしき時は喘咳す。其の脈浮大にして濇」といった、かなり激しい症状を表す。「洒洒」はぞくぞくすること、悪寒がひどいことである。

⑧は大腸の邪が小腸を侵した形である。腹鳴があって白い色の下痢をする、といった症状がある。

⑨は腎邪が心を侵した形である。これは「汗出でて止むべからず。其の

病身熱して小腹痛み、足脛寒して逆す。其の脈沈濡にして大」といった症状になる。心にとっては賊邪となるので、かなり激しい症状で予後も良くないわけである。

⑩は膀胱の邪が小腸を侵した形である。「足腰が痛み、下腹が張って冷え、大便は渋り便に血を交える」などの症状を表すはずである。
最後の「仮令……」(例えば) は「このように」という代名詞がわりであり、「ここに挙げた心の五邪を参考にして、他の臓器も考えれば良い」の意味である。

ここで注意しなければならないことは、邪が軽ければ陽経を侵し、重い場合は陰経を侵すという表現をとっていること。そして脈を診るのも浮沈で別けるわけではなく、脈状の程度によって決めているという点である。これまでの難経の常識からすれば、この考え方は外邪性の症状に対する解釈と言ってよい。ところがこれを内傷にも当てはめて解釈できるのが六十四難の考え方であり、その理由と根拠、それに実際の使い方を述べたのが三十三難である。

そこで次は三十三難を考えてみることにしよう。

三十三難

［原文］

三十三の難に曰く。肝は青く木に象り、肺は白く金に象る。

A　注1

三十三難曰。　肝青象木、　肺白象金。

肝は水を得て沈み、木は水を得て浮かぶ。

肝得水而沈、　木得水而浮。

肺は水を得て浮かび、金は水を得て沈む。その意は何ぞや。

肺得水而浮、　　　金得水而沈。　　其意何也。

然るなり。肝は純木と為すに非ず、乙の角なり。庚の柔、

然。　　肝者非為純木、　　乙角也。　庚之柔、

大言すれば陰と陽、小言すれば夫と婦、その微陽を釈て而して

注2

大言陰與陽、　　小言夫與婦、　　釈其微陽而

その微陰の気を吸う。その意金を楽しむ。また陰道を行くこと多し。

吸其微陰之気。　　其意楽金。　　又行陰道多。

故に肝をして水を得て沈ましむるなり。肺は純金と為すに非ず。辛の商なり。

故令肝得水而沈也。　　　　　肺者非為純金。　　辛商也。

丙の柔、　大言すれば陰と陽、小言すれば夫と婦、その微陰を釈て

丙之柔、大言陰與陽、　　小言夫與婦、　　釈其微陰

婚して而して火に就く。その意火を楽しむ。また陽道を行くこと多し。

婚而就火。　　　其意楽火。　　　又行陽道多。

故に肺をして水を得て浮かばしむなり。

故令肺得水而浮也。

肺は熟してまた沈み、肝は熟してまた浮かぶ者は何ぞや。

B

肺熟而復沈、　　　肝熟而復浮者何也。

故に辛はまさに庚に帰すべし。乙はまさに甲に帰すべし。

故知辛当帰庚。　　　　乙当帰甲也。

注1：象＝この字は「かたどる」と読む。肝は青い色を表すところが「木と同じような性質を持っている」という意味である。

注2：釈＝この字には（結ばれていた物を）「とく」とか「ほどく」などの意味があり、その他に「ゆるす」「はなつ」「さばく」「すてる」（一旦脇に）「おく」などの読み方もある。ここでは「おく」や「すてる」という読み方がふさわしいと思う。この字を使ったことには重要な意味がある。（後述）

【解説】

本難の内容は臨床上の矛盾を説明したものである。この難は十九難と共に難経の中でも特に難解な部分の一つである。

六十九難に「虚はその母を補い、実はその子を瀉す」という治療法則が述べられているが、これはあくまでも原則であって実際の臨床に於いては、それではとても治らない場合があり得る。それどころか却って悪化することさえ起こる。そのような時の理由を述べたのが三十三難である。

これを分かり易くする為に、読者には予めヒントを出しておくことにしよう。

ここでは互いに矛盾する内容をＡとＢの二段階の質問で構成している。そのうち記号Ａは主に肺と肝の生理学であり、Ｂは病理学になっている。このような捉え方をしておくと、後の解説が非常に分かり易くなる。その上本難は文法的に不完全な部分が含まれているので、これを正しく理解する為に一度本文を並べ換える必要がある。それがＢの所である。だがそれを述べる前に、一通り本文の意味を追ってみることにする。

先ずＡの質問の始めに「肝は青く木に象り、肺は白く金に象る」と言っている。このままなら肝木と肺金の一般的な病変を述べているにすぎない。青と白はそれぞれの病変に表れる顔色を意味している。すなわち肝木の変動は顔色が蒼く、肺金の変動は顔色が白い、という変化である。

その後ＡとＢの問いで二つの問題を提起している。

Ａの問いでは「木は水に入れると浮かぶのに、木のはずの肝が水を得て沈む。反対に金属は水に入れると沈むのに、肺は水を得て浮かぶのは何故か？」という問題が一つ。もう一つはＢの質問の「肺は熟してまた沈み、肝は熟してまた浮かぶのは何故か？」という問題である。

始めの問題を生命体の例で見てみると、例えば次の様になる。

「水を得て」を「腎（生命力）の力を得て」と解釈すれば、肺は金性でありながら臓も経も浮かんで上焦に位置し、肝は木性であるにもかかわらず臓も経も沈んで下焦に位置している。これはまさしく肝が沈んで肺は浮かんだ状態である。だからこの「水を得て」という表現は腎の力の完全な「生命体にあっては」と解釈することが出来る。

その答えは「干合」の理論を使って説明されている。干合は『素問・天元紀大論』に書かれている法則である。十干は五行を大過と不及の性質によって陰陽に分けたものであり、本文中に出てくる乙は木の陰、庚は金の陽を表す記号である。

干合は互いに共通する性質を持つ干同士の組み合わせで成り立つが、どれも必ず陰と陽の関係になっている。例えば乙と庚の年はどちらも必ず「丁丑」の一月から始まり、以下二月は「戊寅」三月は「己卯」と続き、十二月は必ず「戊子」でその年を終わることになっている。これは日と十二の時の関係においても同じである。

それ以外の干合には甲と己、丙と辛、丁と壬、戊と癸の四つの組み合わせがある。

これらの関係が陰と陽の組み合わせであることは分かるが、夫婦関係というのはいささか抽象的で分かりにくい。その理由は干合が相尅的な組み合わせでありながら互いに共通の目的を持ち、しかも双方の協力によって新しい価値・新しい形を作り出す関係にある、ということではないかと考えられる。そのことがあたかも夫婦の関係に似ているように見えるからである。

すなわち　甲と己は化して土となる。
　　　　　乙と庚は化して金となる。
　　　　　丙と辛は化して水となる。
　　　　　丁と壬は化して木となる。
　　　　　戊と癸は化して火となる。

という法則が『素問・天元紀大論』には述べられている。

また「その微陽を釈て而してその微陰の気を吸う」以下の表現は、実際には大変重要なことなのだが、とりあえずこの部分にはこだわらず、単に「肝は純木と為すに非ず、……肺は純金と為すに非ず」の理解に留めておいた方が惑わされないですむ。

実は八難の説明の中で「生命は火の働きを持った水である」と述べたが、肝と肺についても同じことが言えると考えられる。すなわちどの臓も互いに相反する性質を内に秘めている、と考えれば「乙は金の働きを持った木であり、辛は火の働きを持った金である」ということが理解できる。それでは難解過ぎると思う読者には、もっと簡単な解釈の仕方もある。例えば次の様に考えるのである。

「肺は気であり気は陽である。肝は血であり血は陰である。故に肺は浮かび肝は沈むのである」と説明した方がはるかに理解しやすい。干合が分かりにくいと思うならこの例を理解するだけで良い。けれどもそれぞれ陰陽の中間に位置する肝や肺はその区別が曖昧で、いろいろな性質を含んでいるところから、このような複雑な考え方が生まれてきたのである。つまり生命力（先天の気）の影響がその隅々にまで及んでいることを強くにじませているのが干合の法則を用いた説明である。

要するに本難も生命力の一端を述べたものなのである。概説よりは詳説の方がより正確にその性質を伝えることが出来る。だからたとえ難解であろうとも、干合の法則を用いた方が肝と肺の違いを正確に表現し易かったわけである。

次にBの「肺は熟してまた沈み、肝は熟してまた浮かぶ」の意味を考えてみよう。この中では「熟して」を正しく解釈することが重要である。ここで生きるのが最初に述べたヒントである。すなわち「熟して」とは「肺と肝が互いに協力しなくなった状態、病的な状態では」という設定を意味している。これについては後で述べる。

その答えには「故に辛はまさに庚に帰すべし。乙はまさに甲に帰すべし」とある。始めにも述べたように、この部分の答え方には文法的な飛躍が感じられる。「故」という字は結論にのみ付ける字であって、答えの始めにいきなり出てくる字ではない。つまり難経の答え方は「然るなり。……也。故に……也。」となるのが普通である。ここの部分はその「然るなり。……也。」のプロセスがすべて抜けてしまった形である。その抜けた文章を考えるのが本難の大事な読み方である。

そのキーワードはAの中に隠されているはずである。とすれば、例えばAの始めの文章をここに持ってきて「然るなり。肝は青く木に象り、肺は白く金に象る。木は水を得て浮かび、金は水を得て沈む。故に辛はまさに庚に帰すべし。乙はまさに甲に帰すべし。」となるはずである。こうすると文法的にも完成することになる。

一応ここまでは仮説だが、この形になればBは逆説であることが分かる。つまり「肺や肝が金や木と同じ性質に戻るのはそれが熟すからである」という意味になる。「熟す」の解釈についてはAの一部を裏返せば明らかになる。それは前に「とりあえずこの部分にはこだわらないで」と言った部分である。すなわち(肝木は)「その微陽を釈て而してその微陰の気を吸う。その意金を楽しむ。」であり、これを裏返すと「其れ微陽のみにして其の微陰の気を吸うことあたわず。その意金を楽しまず。」となる。言い換えればこれは陰陽が離別した状態であり「熟す」という条件は先天の気の力が衰弱してしまった、つまり陰陽離別の症状を起こしたという意味になる。

この形の違いが十難で言う「微・甚」の違いである。すなわち病的変化の少ない軽い段階なら「干合」という法則で説明できるが、病気が進んだ段階（三十三難のB）では、肺も肝もそれぞれ独立した臓器の性質で見なければならない。そのような時は「肝は木のように浮かび、肺は反対に沈むのである」とするのがBの部分の内容だったのである。

そこでこの条件のような症状を考えてみると「肝木の力が衰えた時は上焦の症状が起こり、肺金の力が衰えると下焦の症状になる」ということである。つまり死期に見られる精神錯乱などは肝木の症状であり、下肢の厥冷や痔、あるいは四肢末端の壊死などは肺金の症状に含まれるものである。

陰陽論は自然界のあらゆる現象、あらゆる矛盾を説明する学問である。その矛盾を内に秘めた姿こそ生命の形であり、その矛盾が表面化した時は生命が危険にさらされた時なのである。そのことを本難では「熟して」という言葉を使い、十難では「脈の甚だしい変化」という言葉で説明していたわけである

要するに本難の主語はBのわずかな文章であり、Aはその前提となる条件にすぎなかったということになる。ところがBの中にも真の主語は現れておらず、「熟す」というたった一語でAの中にそれが隠されていることを教え、しかも「釈て」という一字を絡ませて要点をぼかしていたわけである。何とも意地の悪い、それでいて実に巧みな構成と言うほかはない。

六十四難

[原文]

六十四の難に曰く。十変に又言う。陰井は木、

六十四難曰。　十変又言。　陰井木、

陽井は金。陰榮は火、陽榮は水。陰兪は土、陽兪は木。

穴

陽井金。陰榮火、陽榮水。陰兪土、陽兪木。

陰経は金、陽経は火。陰合は水、陽合は土。

陰経金、陽経火。陰合水、陽合土。

陰陽皆同じからず。その意は何ぞや。然るなり。これ剛柔の事なり。

陰陽皆不同。　其意何也。　然。　是剛柔之事也。

陰井は乙木、陽井は庚金。

陰井乙木、陽井庚金。

陽井の庚、庚は乙の剛なり。陰井は乙、

陽井庚、庚者乙之剛也。陰井乙、

乙は庚の柔なり。乙は木と為す。故に陰井は木なり。

乙者庚之柔也。乙為木。　故言陰井木也。

庚は金と為す。故に陽井を金と言う。余は皆これに倣う。

庚為金。　　故言陽井金也。　　余皆倣（ならう）此。

【解説】

本難は五行穴の使い方の極意を述べた所である。

十二経末端部の穴のうち、代表的なものを五行穴と言う。五行穴は指先から肘・膝の関節部に向かって井・滎・兪・経・合の順に並んでいる。ところが陰経と陽経とでは五行的な性格が二つずつずれていて、表裏では陽経が陰経を剋す関係になっている。その理由と使い方を述べたのがこの難のテーマである。それだけに大変難解な内容だが、十難と三十三難を見てきたことで、これを理解する下地はできていると思う。

原文では五行穴の剛柔を説明しているが、それはあくまでも干合の説明であって臨床的な理由の説明ではない。その説明は既に十難で済んでいるからである。ところがここで言う「剛柔」はその意味が十難とは全く逆である。すなわち十難では「五臓おのおの剛柔の邪有り」と述べている。つまり十難の「剛」は強い邪、深い所まで入った激しい邪のことである。そして比較的弱い邪が「柔」である。剛の邪は陰経にまで入り、柔の邪は陽経までしか入っていないのが十難の「剛柔」の意味である。

これに対して本難の「剛柔」は陽経の穴が「剛」、陰経の穴が「柔」となっている。とすれば、ここでは「剛柔」が単なる陰陽の強弱を表す代名詞にすぎないことになる。それは十難が病邪の説明であり、本難は穴の作用の説明だからである。

では何故表裏の関係では陽経が陰経を剋す形になっているのであろうか？　もし逆に陰経が陽経を剋す側であったとしたら、或いは陰陽どちらも同じ性質であったとしたら、果たしてどうなるのかという疑問も起きてくる。

ここでその二つの場合について仮説を立ててみることにしよう。

a　まず表裏の経の井・榮・兪・経・合の各穴がそれぞれ五行的に同じ性質であったと仮定しよう。その場合は五行のみが存在して、陰陽の存在意義を失うことになる。もっと簡単に言うと、陽経の存在価値が無くなってしまうのである。もともと五行は陰陽を発展させてできた理論であって、陰陽が存在しなければその根拠も失われるのである。また榮・衛の作用もあり得ないことになるわけである。

b　もしも陰経が陽経の同じ穴を剋す関係であったと仮定しよう。もともと増加し続ける現象を陽といい、減少し続けるものを陰という。だから陰が陽を剋す形であったとすると、陰経の補法が陽経の力を弱めて抵抗力をなくす結果となり、しかもそれと拮抗する陰経の否定（殺）を意味することにもなる。従って陰経が陽経を剋す側に回ると、いわゆる“営み”の作用がなくなってしまう。つまり生命の維持が不可能になり、生きていくことが出来なくなるのである。

要するにa・bどちらの場合も、生命を維持する為に必要な榮・衛の作用が成り立たなくなって、鍼灸医学の理論的な構成が全て崩れてしまうのである。生命を維持する為には相剋する者同士が戦うのではなく、互いに共通の目的、共通の価値観に基づいて一つのものを作り上げるエネルギーとなる必要がある。そのことを三十三難では夫婦関係になぞらえていたわけである。

bの説明でも述べたように、陽は増加し陰は減少し続ける性質を持っている。それ故に表裏の関係においては陰が陽に剋される形の方が、より円滑な生命の営みを続けることが出来るのである。この考え方は難経全体に一貫して流れている生命観と言ってもよい。

そこで次はその適応症について考えてみよう。

原文中には庚と乙の例が挙げられているので、先ずそれから考えていくことにしよう。庚と乙はどちらも井穴である。六十八難には井穴の作用を「井は心下満るを主る」と述べている。例えば肺経の少商穴は金経の乙である。その適応症は肺虚証で右目が痛い、食後に胃が重い、或いは頭が重いなどの症状がある時に補う穴である。また大腸経の商陽穴は金経の庚である。この穴は鼻の奥が乾いたり、まぶしい感じがする、或いは前頚部がこるなどの症状がある時に瀉法を行う穴である。

同じ大腸経の症状でも、のどが腫れて痛い時は二間（壬）または三間（甲）の瀉、そして鼻水が多い、臭いがわからないなどの症状には陽谿（丙）の補法を行うのである。また曲地穴（戊）は肝虚証で肩こりなどがある時などに補法を行う穴である。

本文では他の経、他の穴についても「余は皆これに倣う」の一節によってその内容が十二経全般に及んでいる。要するに「この説明を参考にして、読者自身でその知識をまとめてみるようお奨めする。」と扁鵲は言っているのである。

なお六十六難の解説の中で「陽経の五行穴の適応症は限局的だ」と述べたが、陽実証の場合はその関係が特にはっきりしている。例えば膀胱経の腰痛では比較的高位の腰痛には崑崙穴が有効であり、仙骨部まで痛むような下位の腰痛には委中穴が有効であることが多い。従って陽経の五行穴に慣れると返って使い易いということもある。

陰経の五行穴の使い方は本治法そのものであり、六十八難などに述べられている基準と大体同じである。ところが陽経の五行穴の使い方となると、中々具体的には分かりにくいのが多くの経絡治療家の共通の悩みである。

では五行穴の干支を知らなければ治療ができないのかというと、そうではない。陽実の治療に限って言えば、的確な圧痛のとらえ方さえできれば、常に正しい適応穴に行き当たるようになっている。だから心配する必要はないのである。初心者にもそれなりの治療効果が上げられるのはその為である。しかし折角六十四難を読んだのであるから、何とかこの知識を臨床に生かしたいものである。

そこで本難の内容を基に陽経の五行穴の使い方をまとめてみると次の二つになる。

（1）陽実証に対して、邪の逃げ道を開けるという作用がある。

(2) 陰虚証に対して、本治法の穴の補助的な作用を持っている。

だがその説明を加える前に、筆者の気付いている事実があるので、特にそのことを先に述べておきたいと思う。

原文の説明のように症状と適応穴の関係がいつも一定であるならば、何も井・榮・兪・経・合の関係を十干で呼ぶ必要はない。これを十干で呼ばなければならない理由の一つには次の様な事実があるためであろうと考えられる。

長く臨床を続けていると、同じ症状に見えても常に同じ穴では治らないという場合が起こり得る。それが一人や二人ではなく一種の流行として見られる。例えばある患者の腰痛の治療において、ある時は委中穴の瀉法が有効であったり、別のある時は崑崙穴が有効であるといった変化が見られる。またその穴は他の患者に対しても同様に有効な者が多くなることが確認できる。これが時期や年月の違いによる鍼灸治療独特の“傾向”である。適応穴は年月の流れによって効力が変化している。当然その変化は年月の干支の影響を受けている。それを知る為に必要なのが五行穴の十干表現である。

例えば丙の年は火気が強いので、その影響を少なくする為に合土穴の瀉法を行う治療が多くなる。六十九難に言う「実は子を瀉せ」は手技ばかりでなく、病体と年月の関係においても生きていると考えられる。ただし、甲から癸までの十年間すべてにこの法則が適応できるのかどうかは、未だ筆者にも課題である。これを断言する為には六十年間の傾向の統計を幾度も取ってみなければ正確なことは言えないからである。ただ前にも言ったように、的確な圧痛のとらえ方さえできれば陽実の治療は出来るので、(1)については問題がないと思う。ここでは (2) の場合の使い方を具体的に述べておくことにしよう。

本治法の穴の補助的な使い方として使うには、瀉法で用いる場合と補法で用いる場合の二つの考え方がある。

まず瀉法で用いるにはいわゆる脈症不一致の病症に対して便利な使い方

がある。それには虚している陰経と相尅的な陽経の五行穴に対して、補瀉を逆にして本治法を助けるのである。例えば脾虚証で腰痛のある患者には、右陰陵泉穴の本治法と共に左崑崙穴の瀉法を行うと、右陰陵泉穴の補法を助けて、より相乗的な効果が期待できるのである。この場合は脈が脾虚で症状は腎の変動である。「腰は腎の府」とも言われるように、腰痛は腎虚証なら“順”であるが脾虚証だと“逆”の症状になる。つまりこの場合の左崑崙穴の瀉法は、それと表裏関係にある復溜穴の補法と同じような意味を持つ訳である。この方法は（1）のやり方で穴を決める際の論理的な根拠になると言っても過言ではない。

似た例をもう一つ挙げると、肝虚証で胃部の停滞感や悪心のある患者には左曲泉穴の補法と共に、右の内庭穴の瀉法を加えるのである。内庭穴は胃の冷邪に効く穴として知られているが、その瀉法は表裏関係にある太都穴の補法と同じような意味を持つのである。従って脈と症状がずれている場合には、この二つの例のように脈と合っている本治法と共に、症状と合っている穴と表裏関係にある穴に瀉法を行えば治療が出来るのである。

次は補法で用いる場合である。それは陰虚証に対して、虚している陰経

	井	榮	兪	経	合
陽経	金	水	木	火	土
陰経	木	火	土	金	水

	井	榮	兪	経	合
症状	庚	壬	甲	丙	戊
病位	肝	心	脾	肺	腎

表12

と相尅的な関係にある陽経を補うのである。使う穴は井・榮・兪・経・合のうち、本治法に使ったのと同じ穴を選べば良い。つまり陰経は五行で選び、陽経はそれと同じ井・榮・兪・経・合を使うのである。例えば高血圧で腰痛のある患者がいたとしよう。陰経の五行穴を選ぶとすれば多くの場合に左陰谷穴や復溜穴を取るはずである。同じ患者に陰谷穴や復溜穴の代わりに、右の足三里穴から小海穴という順で補うと一層効果的な治療が出来るのである。

他に似ている例を挙げると、次の様な例がある。

右の足三里　→　同曲池　または右の三里　→　同天井（肝虚証）

左の陽谷　　→　同陽輔　（肺虚証）

この理由を述べると、例えば腎虚証の本治法を行った場合に、効果が及び易いのは主に下焦である。では例えば耳鳴りのような上焦に症状のある腎虚証はどうしたら良いのかと言うと、そのような場合に陽経の五行穴が有効なのである。復溜穴や陰谷穴では上焦に及びにくい。そこで陽経の五行穴を組み合わせて使うのである。この場合の例で言うと、小腸経や三焦経の経穴や合穴を本治法と合わせて補うのである。もう一度言うと、陰経は五行で選び陽経は井・榮・兪・経・合を基準に選ぶのである。ここで挙げたのはそのうちのほんの一例であるが、これらの用例はまだまだ開拓が期待できる分野である。

以上のように本治法の穴を助けるか、或いはその代用が出来るのが陽経の五行穴のもう一つの作用である。ただし、陽経の穴は効果の現れ方が早くて時には激しい反応も予想されるので補法を行う場合は慎重に脈を診て、その穴で良いかどうかを確認しながら行うことが必要である。

その他の要穴

全身的な影響が特に強い穴を要穴という。難経ではほとんどの説明が五行穴に費やされていて、それ以外の要穴の説明はわずかに六十七難一つしかない。本書ではそれと合わせて四十五難も一緒に見ていくことにする。四十五難はいわゆる「八会穴」と言われる内容を持つ所であるが、なに故これを臓腑説の中に入れたのか、著者の意図は全く不明である。

六十七難

［原文］

六十七の難に曰く。五臓の募は皆陰に在り、しかして兪は陽に在る者は
注１　注２
六十七難曰。　五臓募皆在陰、　而兪在陽者

何の謂いぞや。然るなり。陰病は陽に行き、陽病は陰に行く。
イ
何謂也。　然。　陰病行陽、　陽病行陰。

故に募をして陰に在らしめ、兪をして陽に在らしむ。
ロ
故令募在陰、　兪在陽。

注１：募は皆陰に在り＝この場合の「陰」は胸部・腹部を指す。
注２：兪は陽に在り＝同様に「陽」は背部・腰部を意味する。

【解説】

本難は兪穴と募穴の使用法について述べた所である。しかし原文を直訳してみると、表現が遠回しで非常に分かりにくい。この難を正しく解読す

る為には一つの問題を解決しなければならない。

問いの文章では「募は皆陰に在り、しかして兪は陽に在る者は何の謂いぞや」という聞き方をしている。しかしこれではどのような答えを求めているのか、はっきりしない。その理由はここに重要な省略が隠されているからである。つまり問いの文章が未完成なので、これを完成させないと本当のことが分からないのである。答えの内容から推測してその未完成な部分を補足してみると、次の様な内容ではないかと考えられる。

「六十七の難に曰く。五臓の募は皆陰に在り、兪は陽に在るなり。而して陰病に兪穴を取り、陽病に募穴を取る者は何の謂いぞや。」となる。つまり陰病に陽穴を取り陽病に陰穴を取るのは何故かと言う疑問である。

このような問いの形にしてみると、答えの内容はおのずと理解出来るようになる。その答えによれば「陰病は陽に行き、陽病は陰に行く」からである。本難の内容はこれが全てであり、他の部分はいずれも飾りにすぎない。これは扁鵲の意地が悪いのではなく、流麗な文体を作る為の技法の一つになっている。

ここで大切なことは「陰病と陽病」をどう解釈するかという問題である。そこで考えられるものを挙げてみると、次の様な幾つかの解釈があり得る。

㊙1　病気の原因で陰陽を分ける場合。

内傷（陰病）は陰から陽に向かって出てくるから背部からこれを補う。外邪（陽病）は陽から入って陰に進んでいくので、陰（胸・腹部）からその進行を防ぐのである。

㊙2　気の位置で陰陽を分ける場合。

臓病は固定していて変化しにくい。腑病は変化しやすく移動し易い。変化し易いものは腹部では分かるが背部では分かりにくい。しかし固定している臓病は背部から診た方が分かり易い。

㊙3　症状（寒熱）で陰陽を分ける場合。

例えば風邪や熱邪は表の症状から裏の症状へと変化する。湿邪や寒邪は下肢や下腹部の症状から腰部へと変わっていく。

㊫４　生体の陰陽配分の問題。

生命体にあっては陰陽どちらか一方に偏ることは有り得ない。もしも一方に偏る時は「陰極まって陽を生じ、陽極まって陰を生ずる」結果になる。これは先天の気の絶を意味する。また治療の場合は思わぬ悪い結果を招く恐れがある。七十難においても「春夏は一陰を至し、秋冬は一陽を至す」と述べられているように、例えば陽病に陽穴を用いると、病気をどんどん陰の方へ追い込んでしまう恐れがあり、治っていかないのである。また陰病に陰穴を用いると、治るどころか返って陽の症状を招くようなことにもなりかねない。それならば「陰病に陰経の本治法を行うのは何故か」という疑問も起こってくる。確かに本治法は陰経の穴を用いるが、四肢の穴は軀幹に対して陽の関係に当たっており、しかも陰虚症とは言っても、変化しやすい陽性の症状なので陰同士の組み合わせとはなり得ないのである。

以上の他にも筆者の考えが及ばないものがまだあるかもしれないが、思いつくままに挙げただけでも以上の四つがある。特に解３などは治療の意味だけで解釈していては浮かんでこないものである。読者に分かり易いように、本書ではあえて“補足”の文章を加えさせて頂いたが、扁鵲の意志はこれらのすべてを含めた文章にしたかったようである。原文の構成はこれらの解釈がいずれも生きる形になっている。個々の言葉を用いると文章の意味がますます狭くなる。だから多くの内容を語るためには多くの言葉はいらない。その為に遠回しの表現を用いているのである。扁鵲の意志を無視した筆者の加筆はまさに“補足”どころか“蛇足”だったわけである。

なお本難の内容は表面上の兪穴と募穴ばかりではなく、軀幹穴全体の使用法を述べたものと拡大解釈しても差し支えない。

四十五難

［原文］

四十五の難に曰く。経に言う。八会とは何ぞや。然るなり。

注　はちえ

四十五難曰。　経言。　八会者何也。　然。

腑会は大倉。臓会は季脇。筋会は陽陵泉。

腑会大倉。臓会季脇。筋会陽陵泉。

髄会は絶骨。血会は膈兪。骨会は大杼。脈会は太淵。

髄会絶骨。血会膈兪。骨会大杼。脈会太淵。

気会は三焦。外一筋は直両乳の内なり。

ほか

気会三焦。外一筋直両乳内也。

熱病内に在る者はその会の気穴を取るなり。

熱病在内者取其会気穴也。

注：経に言う＝『素問・熱病篇』からの要約と思われる。

【解説】

本難は経穴の中でも特殊な作用を持つ八種類の穴を説明した所である。それが何ゆえ臓腑説の中に置かれているのか疑問は残るが、本書はその内容に従い、これを六十七難の後に置いて経穴篇の仲間として扱うことにする。

内容が比較的具体的なので、ここは始めから見ていくよりもまず結びの文章から見ていく方が分かり易い。すなわち最後に「熱病内に在る者は、その会の気穴を取るなり」とあるように、この八種類の穴は内熱、つまり「こもった熱を取るツボだ」という設定になっている。この場合「会」は「え」と読むのが通例である。

では「熱がこもる病」とはどのような状態かというと、外から入った病が順調に治らずに内に留まる、すなわちやや古くなった治りにくい病ということになる。そのような病に対しては「八会穴という方法もある」という、難経にしては珍しく親切な内容である。結びの文章にある「その会の気穴を取る」はこうした「熱の通り道に当たる所を見よ」という意味である。

先ず「腑会は大倉」とあるが、大倉は四十四難では「食物を納める器官」すなわち胃を意味している。ところがここで言う「大倉」は胃ではなく、その症状に効果のある治療点を指している。この場合は胃の募穴である「中脘」がそれに当たる穴である。次の「臓会は季脇」も同様に、脾の募穴である「章門」を指しているものと考えられる。

ここで注意すべきことは、どちらも土経の募穴が選ばれているということである。言い換えれば中焦の熱をもった症状が見られる時、「それが陽の症状であれば腑会を取り、陰の症状であれば臓会を取れ」ということである。

三番目の「筋会は陽陵泉」は穴名がそのまま述べられているので、特に難しいことはない。この「筋」は症状の性質を意味している。陽陵泉という穴は木経に属するが、土の性質をもつ穴である。だから肝虚証や陰経の木穴を使用する場合は陽陵泉を使う必要がないことになる。そうでない証の場合で、筋の症状を表している時に組み合わせる穴である。例えば脾虚証で下肢に運動痛が強い場合、運動痛は筋の症状であるから陽陵泉を取穴すると効果的なのである。その他痙直性の疾患で肺虚証や腎虚証の場合でも陽陵泉を使うことが出来る。要するに脈と相尅的な木性の症状に対して応用できる穴である。

四番目は「髄会」である。現在では髄会とされる絶骨は胆経の陽輔穴付近と考えられているが、そうとは限らない。その辺りで（下からの）骨が肉の中に消える所ならどこでも良いのである。「髄会」は効果を現す名というよりも、部位を表す“形容詞”ととらえた方が適当であろうと思う。この絶骨穴が何らかの脳の疾患に効果があるかというと、そうは思えないし、筆者にもその治験は無い。だからこの「髄」は脳ではなく骨髄を意味するものと考えられる。胆経に寒邪が入ると下肢がしんしんと冷えるような感じがしたり、或いは下肢外側にあたかも針金が入っている様な感じを受けることがある。髄会はそのような症状に対して効果のある穴である。

次に血会の膈兪はあまりにも有名である。ここは血の病には必ずといってよいほど使われる穴である。血の病には三種のタイプがある。第一に出血の見られる病。第二は紫斑の見られる病。そして三番目はうっ血や塊、或いは腫瘍の存在する病などである。最後の症状はやがて出血や紫斑に変わる可能性を持ったものである。そのような症状には膈兪を組み合わせた施灸が確実な効果を発揮するものである。

六番目の大杼がなぜ骨会になるのかと言うと、ここは重い荷物を担いだ時に必ずその重心が落ちる位置である。もしも足腰が痿（な）えていたら、ここに重心を持ってくることが出来ない。それで「骨会」となるのである。ちなみに杼の字は「はた織り機械に糸を通す道具」の一つで、日本語では「ヒ」と呼ばれる物のことである。ここは腎虚証以外の病症で水性の症状が見られる場合に取穴する所である。例えば脾虚証で腰が痛んで立ち上がることが出来ない者（土性の病で水性の症状）などに応用できる。筆者は脾虚証で遺尿を伴う女性の喘息患者にこれを組み合わせて著効を見たことがある。

次に脈会の太淵は一難に言う「脈の会う所」である。夜の間に陰（臓腑）をめぐってきた脈の流れが陽（経脈）に変わる所である。脈の陰陽が会う所ゆえに「脈会」と言うのである。ここは肺経の原穴である為に慎重な使い方をしなければならない。普通に使うと肺虚証の治療になってしまうからである。だから脈会として使う場合は左の太淵穴を使うことになる。適応症としては肺虚証以外で、明け方に苦しい症状がある者に対して用いることが出来る。

なお脈会と関係があるかどうかはわからないが、頭痛の患者の中に左の太淵または列缺を用いて有効な者が時折見られる。

最後は気会である。まことに曖昧な表現を使っているが、「直両乳の内」からそれが「膻中穴」であることは容易に理解できる。しかし「気会は三焦。外一筋」の一節をどのように解釈したらよいのか、それが問題である。ここを「三焦と表裏関係にある」（すなわち「心包経の」）という意味に取るのも一つの解釈である。或いは「内に形のないもの同士」と取ることも出来る。或いは「『上焦。外一筋』の誤りである」とする見方の注釈書もある。しかし筆者は一応原文のままで解釈したいと思う。

ここでは心包経の募穴を「気会」と呼んでいるが、もともと心包は多血少気の経であり血を主る穴とされている。ところがその募穴を「気会」と呼んだのは肺の気とは別の気、すなわち六十二難に言う「三焦の原気」を意味しているからであろうと考えられる。三焦の原気とは先天の気の別名だが、上焦にあるので具体的には精神的な症状に対して有効な穴であろうと考えられる。筆者はこれを督脈と組み合わせてノイローゼや心身症の治療に応用している。

このように本難は見方によっては豆知識の寄せ集めと言えなくもない。六十八難と共に比較的経験の少ない術者を対象とした内容と言うことが出来る。また取り方によっては著者が「治療に当たって五行穴と兪募穴だけでは必ずしも充分ではない」と考えていた証拠とも見ることが出来る。

いずれにしても本難の内容を百パーセント解読する為には、これを経穴篇と離れた所に置いた本当の理由を考えてみる必要があるのではないかと思う。

第6章　治 療 論

■治療法については六十九難以降に述べられている。難経には六十九難と七十五難の二通りの治療法則があることはよく知られているが、見方によっては七十難以降が全て六十九難の「但し書き」と言っても過言ではない。そこで本書では「治療法則Ⅰ・Ⅱ」として六十九難と七十五難の二大法則を述べ、その後技術的な補瀉について考えてみることにする。更に鍼の運用と誤治の問題を考え、最後に治療の理想とも言うべき「未病を治す」という問題を考えてこの解説を終わりたいと思う。

法則Ⅰ

難経を代表する治療法則と言えば、やはりそれは六十九難と言う以外にない。そこで先ず六十九難から述べるが、それに加えて七十四難も一緒に考えてみたいと思う。七十四難は特別な法則ということではないが、六十九難の各論に当たる内容を持っている。従ってこの難が理解できないと、六十九難が分かったことにはならないからである。その後で七十五難を述べることにする。

六十九難

[原文]

六十九の難に曰く。経に言う。虚はこれを補い、

　　　　　　　　注　　　イ

六十九難曰。　経言。　虚者補之、

実はこれを瀉す。虚ならず実ならざるは経を以てこれを取る、とは何の謂いぞや。

実者瀉之。　不虚不実以経取之、　何謂也。

然るなり。虚はその母を補い、実はその子を瀉す。まさに先ずこれを補い、

　　　(邪)　　(穴)　　(邪)　(穴)　　ロ

然。　虚者補其母、　実者瀉其子。　当先補之、

然る後にこれを瀉すべし。虚ならず実ならざるは経を以てこれを取るとは、これ正経自ら

然後瀉之。　不虚不実以経取之者、　是正経自

病を生ず。他邪にあたらざるなり。まさに自らその経を取るべし。

　　　ハ

生病。　不中他邪也。　当自取其経。

故に経を以てこれを取ると言う。

　ニ

故言以経取之。

注：経に言う＝『霊枢・経脈篇』に「盛なる者は之を瀉し、虚なる者は之を補う。盛ならず、虚ならざるは経を以てこれを取る。」とあるが、霊枢の場合は人迎脈と気口脈の比較によって診断を行う為に、六十九難とは若干意味が異なる。

【解説】

先ず本難の解説を始める前に読み方について指摘しておく必要がある。一般に本難の内容のうち原文中の記号イの所は「虚する者は之を補い、実する者は之を瀉す。虚せず実せずんば経を以て之を取る。」と読まれている。『霊枢』を読む場合はこのような読み方をしても差し支えないが、六十九難の読み方としては適当ではない。この読み方は誤解の元になるだけである。そのために本書では頭書のような読み方を採用してみた。この後の説明を読めばその理由はおのずとお分かりいただけよう。

本難の質問は「『虚は補い、実は瀉す。虚でも実でもないものは経を以て取る』と言われるのはどういうことか？」と聞いている。この質問の意味は治療法則について聞こうとしているだけであって、細かい技術的なことを聞こうとしているわけではない。

その答えとして二つの重要な法則を述べている。

先ず一つは本難の主題である五邪の治療法についてである。筆者は記号ハの所、すなわち「他邪にあたらざるなり」の一節を本難のキーワードと考えている。「他邪」という言葉から考えれば、虚と実という字の意味が邪の種類を指していることはおのずと理解出来るはずである。だから「虚する者は……。実する者は……。」という読み方をすると、虚実が単なる「経の強弱」の意味になってしまうので、一般のような読み方は正しくないのである。もしもこの虚実が単なる「経の強弱」の意味であるとするならば、その後の文章は「虚せず実せずんば刺すべからず」となるはずである。従って少なくとも答えの文章だけは意味を正確にとらえた読み方をして欲しいものである。

そこで筆者の解釈により、答えの文章に文字を補ってみると次の様になる。

「然るなり。虚邪は現在の季節の母穴を補い、実邪は現在の季節の子穴を瀉す。まさに先ずこれを補い、然る後にこれを瀉すべし。虚邪ならず実邪ならざるは経を以てこれ（現在の季節の邪）を取るとは、これ正（旺）経自ら病を生ず。他邪にあたらざるなり。まさに自らその季節の旺経を取るべし。」となるのである。

これは全て十五難と四十九難・五十難の内容に基づいたものである。従って四十九難と五十難は六十九難の適応症の病証説明であり、十五難はその脈法の説明になっているわけである。

先ず十五難には「季節によって働きが盛んになる臓器が決まっており、それが季節の旺脈という形で現れる」と書かれている。また五十難には「現在の季節よりも遅れた脈を拍っていればこれを「虚邪」と言い、反対に現在の季節よりも進んだ脈を拍っていたら、それは「実邪」と言うのである。だから現在の季節よりも遅れた脈を拍っている時は、今の季節の母に当たる穴を補い、今の季節よりも進んだ脈を拍っていたら、今の季節の子に当たる穴を瀉せば良い。また現在の季節の脈を拍っていても、胃の気が弱い場合はこれを「正邪」または「正経自病」と言うのである。」という意味のことが書かれている。正経自病は比較的軽い症状であることが多いものである。

「虚邪はその季節の母穴を補い、実邪はその季節の子穴を瀉す。」

前の季節の脈 虚邪	今の季節 健康又は正邪	次の季節の脈 実邪
石　（水穴）	春　（弦）	鉤　（火穴）
弦　（木穴）	夏　（鉤）	緩　（土穴）
鉤　（火穴）	土用（緩）	毛　（金穴）
緩　（土穴）	秋　（毛）	石　（水穴）
毛　（金穴）	冬　（石）	弦　（木穴）

（注）鉤脈は洪を含む。

表13　本治法の原則

但し「子穴を瀉す」と言っても決して「瀉法」の手技を行うという意味ではない。今の季節の子に当たる穴を補えば、身体の方でそれを瀉的な刺激として受け取る、という結果になるのである。

本難の文章の裏を考えれば「鍼灸治療の対象となるのは虚邪と実邪、それに正経自病だけで、その他の微邪と賊邪は治療の対象とならない。」と読むことも出来る。

もう一つの重要な内容は記号ロの所、すなわち「まさに先ずこれを補い、然る後にこれを瀉すべし」の一節である。この文章には次の様な四つの解釈が成り立つが、どれを取っても大変重要なことばかりである。

㊙1　六十九難全体は邪の処理について書かれたものであって、いわゆる証について書いた所が見当たらない。強いて言えばこの一節が「証をよく確かめて、最も虚の強い経を捜して、それを補うのが先決だ」と言う意味に解釈できる。

㊙2「技術的には瀉法の方がやさしく、補法の方が難しい。それ故にまず補法の熟練を積み、然る後に瀉法のことを考えれば良い。」の意味にも解釈できる。

㊙3　虚実を邪の種類ではなく単なる強弱と考えれば、「強いものを瀉すよりも力の弱っているものを強めてやるのが先決である。」となる。

一つの経に同時に補瀉を行うことはあり得ないから、「いくつもの経に病変が有った場合は虚の強い法を優先しなければならない」と言う意味に取れば、次の解釈も成り立つ。

㊙4「経は左右に同じものが流れているが、そのうちの虚の強い方が適応側となる」と解釈することも出来る。

いずれの意味にとっても読者の自由であるが、扁鵲は全ての意味を含める為に、このような曖昧な表現にしたのではないかと筆者は考えている。

なお虚邪、実邪、正経自病についてはもっと具体的な内容が七十四難に説明されているので、次にそれを見てから六十九難の内容を総括することにしよう。

七十四難

［原文］

七十四の難に曰く。経に言う。春は井を刺し、夏は榮を刺し、
注1
七十四難曰。　経言。　春刺井、　夏刺榮、

季夏は兪を刺し、秋は経を刺し、冬は合を刺すとは何の謂いぞや。然るなり。
注2
季夏刺兪、　秋刺経、　冬刺合者何謂也。　然。

春に井を刺す者は邪、肝に在り。夏に榮を刺す者は邪、心に在り。
A　穴　(脈)　穴
春刺井者邪在肝。　夏刺榮者邪在心。

季夏に兪を刺す者は邪、脾に在り。秋に経を刺す者は邪、肺に在り。
(脈)　穴　(脈)　穴
季夏刺兪者邪在脾。　秋刺経者邪在肺。

冬に合を刺す者は邪、腎に在り。
(脈)　穴
冬刺合者邪在腎。

それ肝心脾肺腎をして春夏秋冬に繫る者は何ぞや。

其肝心脾肺腎而繫於春夏秋冬者何也。

然るなり。五臓一病、すなわち五色有り。

然。　五臓一病輒有五色。

例えば肝病色青きは肝なり。臊臭きは肝なり。

あぶらくさき

仮令肝病色青者肝也。　臊臭者肝也。

酸を喜む者は肝なり。呼ぶことを喜む者は肝なり。泣くことを喜む者は肝なり。

このむ　このむ　このむ 注3

喜酸者肝也。　喜呼者肝也。　喜泣者肝也。

その病あまた、ことごとく言うべからず。

あり

其病衆多、　不可盡言也。

四時に数有りて、而して並びて春夏秋冬に繋る者なり。

注4

四時有数、　而並繫於春夏秋冬者也。

鍼の要妙は秋毫に在る者なり。

注5

鍼之要妙在於秋毫者也。

注1：経に言う＝『素問・霊枢』には該当する文章が見当たらないが、強いて言えば『素問・平人気象論』の内容を要約したものと取ることが出来る。

注2：季夏＝季節の変わり目、すなわち土用の意味になる。

注3：泣くことを喜む＝この場合は肺の変動ではなく、「涙が多い」の意味である。

注4：四時に数有りて＝「一つの季節だけを見ても、肝心脾肺腎各経の虚証が有り、その一つ一つの中にもまた木火土金水の症状がある」という意味。

注5：秋毫＝狐や兎に見られる秋毛のこと。「細くて微妙なものである」の意味。

【解説】

六十九難を総論とすると、七十四難はその各論である。

問いの内容だけをみると、本難は正経自病についての説明であるかのように見える。ところが必要な文字を補いながら読んでみると、非常に大きな内容であることが分かる。

例えば筆者の解釈でＡの部分に文字を挿入してみると、次の様になる。「春の脈に井穴を刺す者は邪、肝に在り。夏の脈に滎穴を刺す者は邪、心に在り。季夏の脈に兪穴を刺す者は邪、脾に在り。秋の脈に経穴を刺す者は邪、肺に在り。冬の脈に合穴を刺す者は邪、腎に在り。」とすれば、具体的で理解し易くなる。但しこの文章は表現が逆なので、これを分かり易く現代風に書き直せば「もしも邪が肝に在れば（いつの季節でも）春の脈を拍っているはずなので井穴を刺し、邪が心に在れば夏の脈を拍つはずであるから滎穴を刺す。また邪が脾に在れば土用の脈と同じ脈を拍っているはずなので、兪穴を刺す。邪が肺に在れば秋の脈と同じ脈を拍つので経穴を刺す。そして邪が腎に在る時は冬の脈を拍つはずなので、合穴を刺せば良いのである。」となる。

この部分は脈と取穴の関係だけを言ったものであるが、なおかつこの「邪」の所に「症状」の字を置き換えてみると一層分かり易い。

また注３の文章、すなわち「四時に数有りて、而して並びて春夏秋冬に繋る者なり」の意味するものは「それぞれの素因証が季節ごとに有り得るから、症状の数はその五倍になる」ということである。

例えば石脈は、胃の気が弱くて冬に見られれば正邪と言うが、春の石脈は虚邪、秋の石脈は実邪となる。更に、もしも夏に石脈が見られれば賊邪、土用に石脈が見られればこれを微邪と言う。このような関係は他の旺脈にも成り立つので、Ａの内容は五倍になるわけである。

また「その病あまた」は「同じ弦脈でも現れる症状は一つではない」の意味である。ここで初めて穴の取り方ではなく、明らかに素因証に言及したと思われる文章が出てきたわけである。「四時に数有りて」の一節は、「四

体質＼脈	弦脈（木穴）	鉤脈（火穴）	緩脈（土穴）	毛脈（金穴）	石脈（水穴）
肝虚証	大敦	行間	太衝	中封	曲泉
心包虚証	中衝	労宮	大陵	間使	曲沢
脾虚証	隠白	大都	太白	商丘	陰陵泉
肺虚証	少商	魚際	太淵	経渠	尺沢
腎虚証	湧泉	然谷	太谿	復溜	陰谷

表14

季それぞれに肝虚・脾虚・腎虚などの体質があるので」の意味になり、脈の変化と症状の変化、それに素因証を加味して考えると「その病あまた」になるのである。

そこで注５の所、すなわち「鍼の要妙は秋毫に在る者なり」の解釈はもう一つ増えることになる。つまり「秋毫」には注釈に書いた「繊細な・微妙な」の意味の他に「数限りなく有り得る」と言う意味も出てくる。まず体質には肝虚・心包虚・脾虚・肺虚・腎虚の五種類があって、五つの季節に五種類の脈を見れば、その組み合わせは二十五種類の証が考えられる。更にそれぞれの脈が変化して、多種多様な脈状になるので「その数は秋毛を数えるほど多くなる」ということである。

この結論を要約すると「病気の種類は数限りなくあるけれども、それをまとめれば五つの陰経の五つの要穴の使い分けにすぎない。その使い方は“脈状の季節変化”をよく見て穴を選べば良い」となるのである。「鍼の要妙」とは「鍼のこつ」或いは「鍼灸治療の要点」のことであり、その治療法則が六十九難の“虚邪・実邪・正経自病”の三つだったわけである。なお六十九難の虚邪と実邪の治療穴を季節ごとに具体的にまとめたのが**表15**である。

陽の季節		有効な穴	陰の季節	
立春	2月　4日ごろから	水穴　土穴　(火穴)	立秋	8月　8日ごろから
雨水 啓蟄	2月19日　〃 3月　6日　〃	水穴　火穴	処暑 白露	8月22日　〃 9月　6日　〃
春分	3月21日　〃	水穴　土穴　(火穴)	秋分	9月23日　〃
清明	4月　6日　〃	水穴　火穴	寒露	10月8日　〃
土用 穀雨	4月20日　〃	火穴　金穴	土用 霜降	10月20日　〃 10月22日　〃
立夏	5月　5日　〃	木穴　土穴　金穴	立冬	11月8日　〃
小満 芒種	5月21日　〃 6月　6日　〃	木穴　金穴	小雪 大雪	11月22日　〃 12月7日　〃
夏至	6月22日　〃	木穴　金穴　(土穴)	冬至	12月22日　〃
小暑	7月　7日　〃	木穴　金穴	小寒	1月　6日　〃
土用 大暑	7月20日　〃 7月23日　〃	火穴　金穴	土用 大寒	1月17日　〃 1月20日　〃

表15　24節気の有効穴

最後に六十九難の価値について述べておくことにしよう。それには鍼灸医学の発達過程を考えてみると興味深い。つまり鍼灸医学はおそらく、次の様な段階を踏んで発達してきたものであろうと考えられる。

(1) 始めは痛い所、症状のある所に鍼を刺していた。(いわゆる阿是穴治療)

(2) やがて圧痛を求めてそこに刺すようになった。(ツボの認識)

(3) 圧痛の中に有効点と無効点を区別するようになった。(要穴の発見)

(4) 要穴の発見は系統化されて、陽経の発見へとつながった。

(5) 陽経の発見が切診の発達を促し、虚の発見へとつながった。(陰

経の発見）

(6) 虚の発見はやがて気の認識をもたらし、気の虚実を見るようになった。

(7) 気の虚実を見て変化を知るようになった。

(8) 変化を見て症状の傾向（流行）を予知するようになった。（運気論の発達）

(9) 運気論の発達により、自然との調和を図るようになった。

このようにして養生法・予防医学が完成されてきたはずである。

以上の発達過程において、六十九難は自然との調和を図るという意味で、他に類を見ない最も優れた治療法であり、しかも二千年以上も前にその体系が完成されていたことは鍼灸医学の誇りとするところでもある。

ダーウィンの言葉を借りれば「個体発生は系統発生を繰り返す」ものである。もちろん彼は生物学者であって、鍼灸医学など知ろうはずはないが、生物学の分野でなくともこの法則は当てはまるのである。つまり鍼灸師一人一人の技術的な発達過程は、ここに挙げた（1）から（9）までの各段階をたどっているだけにすぎない、と言えるのではないかと思う。

法則 II

難経の治療体系には六十九難の他に七十五難がある。ここは非常に謎の多い文章で、常に問題にされる所である。難経の中では最も具体性に乏しく、極めて難解な文章であることが一層興味深く、内容の奥深さを感じさせる所である。

七十五難

[原文]

七十五の難に曰く。経に言う。東方実し西方虚せば、

七十五難曰。　経言。　東方実西方虚、

南方を瀉し北方を補うとは何の謂いぞや。しかるなり。

瀉南方補北方何謂也。　然。

金木水火土まさにこもごもあい平らぐべし。東方は木なり。西方は金なり。
A
金木水火土当更相平。　東方木也。　西方金也。

木実せんと欲すれば金まさにこれを平らぐべし。火実せんと欲すれば。

木欲実金当平之。　火欲実

水まさにこれを平らぐべし。土実せんと欲すれば木まさにこれを平らぐべし。

水当平之。　土欲実木当平之。

金実せんと欲すれば火まさにこれを平らぐべし。

金欲実火当平之。

水実せんと欲すれば土まさにこれを平らぐべし。

水欲実土当平之。

東方は肝なり。すなわち肝実するを知る。西方は肺なり。すなわち肺虚するを知る。

B

東方肝也。 則知肝実。　　　　　　西方肺也。 則知肺虚。

南方の火を瀉し北方の水を補う。南方は火、火は木の子なり。

イ

瀉南方火補北方水。　　　　　南方火、 火者木之子也。

北方は水、水は木の母なり。

北方水、 水者木之母也。

水は火に勝つ。子よく母をして実せしめ、母よく子をして虚せしむ。

C　　　　　　注1

水勝火。　　　子能令母実、　　　　　　母能令子虚。

故に火を瀉し水を補い、金をして木を平らぐることをえざらしめんと欲す。経に曰く。

注2　　　　　　　　　　　　　　D

故瀉火補水、　　　欲令金不得平木也。　　　　　　　経曰。

その虚を治することあたわざれば、何ぞその余を問わん。これこの謂いなり。

不能治其虚何問其余。　　　　　　　　　　　　此之謂也。

注1：子よく母をして実せしめ、母よく子をして虚せしむ＝「能」（よく）には「与える」とか「時には……ということもある」の意味がある。直訳するとここは「子が母によって実にさせられることもあれば、母が子によって虚させられることもある。」となる。つまり水の作用を期待してこのような治療法を行う理由を言ったものである。「水は火に勝つ」はそれを理解させる為の布石である。

注2：金をして木を平らぐることをえざらしめんと欲す＝ここは「金が木を抑制できないということがあってはならない。」或いは「金が木を抑

制できないということが無いように望む」の意味である。言わば治療法の目的を説明した所である。

【解説】

難経と言えば必ず問題になるのが七十五難である。それだけ難解で、しかもこの内容についての適切な解説が他には見られない。また本文中に「経に言う」と書かれてはいるものの、『素問・霊枢』の中には該当する記載がどこにも見当たらない。従って本難は難経独特の治療法則であるように見える。

七十五難には具体的なことが何一つ書かれていないので、本論に入る前に先ず本難の問題点を整理しておくことにしよう。

それには次の様な四つの問題点を指摘することが出来る。

(1) ここで言う「肺虚肝実」という病証は一体どのような症状を表すのか。

(2) 七十五難型になるとどのような脈を拍つのか。

(3)「瀉火補水」という治療法は、具体的にどのような穴を使うのか。

(4) 何故に方位を用いて説明をしたのか。

以上の問題点に従って本文の構成から見ていくことにしよう。

本難の質問は「肺が虚して肝が実になっている病証に対して、火を瀉して水を補うという治療法を行うのは何故か？」と聞いている。言うまでもなくこれは難経の常識的な治療法則である六十九難に対して、「それでは治せない病証がある」という問題提起である。

それに対する答えは四つの部分からなっている。そのうちＡは前提、Ｂは方法である。またＣはそのような治療法の理由であり、Ｄはその治療法の大原則である。

Ａの内容、すなわち「まさに……なるべし」という表現はいずれも健康な時の条件を述べたものであり、「このような状態であれば問題はないのだが」という意味の前置きである。バランスがとれている時は相生関係だけが表面に現れているので、相尅関係を認めることは出来ない。だからこれは生命の営みを続けるための隠れたバランスと言ってよい。しかしそれが崩れた時に相尅関係が認められるようになる。それがＢの状態である。

ただ「金木水火土」という五行配列はこれまでとは全く異なるものであり、本難を解釈する上で一つのヒントになるものである。つまりこの配列は一見相尅関係のように見えるが、実は東西南北の対向方位を並べて、最後に土を加えただけである。

Ａのような状態が続く限り、六十九難の方法で治療を行えば治すことが出来る。ところがその状態が崩れた時にＢのような病証が起こる。Ｂの内容は極めて理論的で分かりにくいが、著者はその後で非常に重要なキーワードを付け加えている。だから本難はいろいろ考えるよりも、このキーワードをもとに考えを進めた方がより正しく解釈できる。

そのキーワードはどれかというと、記号Ｄの所、すなわち「虚を治することあたわざれば、何ぞその余を問わんや！」の一節である。これは「もしも虚を補うことが出来ないのだったら、他に何が出来ようか！」という著者の強調である。このキーワードのおかげで質問の内容の「東方実し西方虚せば」という設定が〈虚を補うことの出来ない病証である〉ことが分かる。つまり「ぐずぐずしていられない状態だ」というのである。

ここで言う金の虚、すなわち「西方が虚した」という状態は、言うまでもなく肺の虚である。それが「治療の対象とはならない状態だ」ということである。そこで出来るのは実に対する処置、すなわちこの場合は「肝の実に対する処置が最も重要だ」という意味である。その理由として二つのことが考えられる。

第一に肝の実という状態は「ほうっておけない重大な事態である」という認識が必要であること。また肝の実は陰の実であり、Ａのような状態、すなわち五行が順調に循環している状態では起こり得ない病証である。ところがそれが起こってしまった場合は早く何とかしなければならない。すなわち「命に拘るような症状が見られるので、先ずそれを治すことが先決である」ということになる。それが「虚を補うことの出来ない病証」という解釈が一つ出来る。この場合の症状としては顔色青く胸や脇の激痛が有り、痙攣も見られるといった症状が考えられる。肝の変化は筋に表れるから痙攣が考えられるのである。これは現在で言う心筋梗塞のような症状に当たる。場合によっては精神異常のような症状も考えられる。これならば肺を補って解決する段階ではない状況が容易に理解できる。

二つ目の解釈は「補うことができない肺の虚」という形である。

補うことのできない肺の虚とは、五十三難に言う「七伝の者其の勝つ所に伝えるなり。（中略）何を以て之を知るや。例えば心病は肺に伝え、肺は肝に伝え、……」という表現の、まさに“三伝”に当たると見ることが出来る。心の邪が肺を犯し終わって肝に行ってしまった為に、肺はもぬけの殻になり、正気までも失われてしまった状態だから肺を補っても仕方がない。現在の病位は肝にあり、その病邪の元は心の邪であったために「心火を瀉して腎水を補う」という見方が成り立つ。この時の症状も、考えられるのは前記の心筋梗塞や狭心症のそれと一致するのである。

普通（Aのような状態）であれば、陽が実することは有っても陰が実になることは有り得ない。ところが陰が実になる時は尅されるはずの者が実になって、尅する側の者が虚になる。つまり肺の虚というのは陰が実になった時にのみ考えられる理論的な虚であって、実際にはこれに相当する症状は起こらない、と見るのが臨床的には妥当である。「虚を補うことができない病証」とはそういう意味であろうと解釈できるのである。

このような症状の時に拍つ脈としては、沈・実・滑・数が考えられる。実・滑・数の組み合わせは激しい症状の時に拍つ脈である。この脈で浮いていれば陽実の最盛期と同じになるが、内臓の病気であることを考えれば沈んだ脈を拍つのは当然である。

この中に濇がないので肺を補うことは出来ないが、沈・滑があるので腎を補うことは出来る。また実・数があるので心を瀉すことも出来るのである。

ただし八十一難には肝実肺虚の例を引いて「寸口の脈を謂うにはあら

ず。病（やまい）自ら虚実有るを言うなり」と述べられている。これは七十五難の解釈をする場合に、脈には現れていない虚実がある。それなのに「脈の虚実だけでこれを論ずることは大変危険なことである」という戒めでもある。

次は「火を瀉し水を補う」という治療法が具体的にどのような方法を行うのかという問題である。それには肺金の虚を助けて肝木の邪を瀉すという方法が要求される。例えば肝経の火穴（行間）を瀉して水穴（曲泉）を補うという方法を行ったとする。しかしこの方法は肺の虚を一層著しくするので適当ではない。

本文中にはそのヒントが二か所に見られる。そのうち一か所は記号イの所、すなわち「南方の火を瀉し北方の水を補う」の一節であり、もう一か所は注１の所の「子よく母をして実せしめ、母よく子をして虚せしむ」の一節である。

著者は「心を瀉し腎を補う」とは言わずに「南方の火を瀉し北方の水を補う」という言い方をしている。六十九難のような腎の補い方をすると、虚している肺の気を泄らして一層肺の虚をひどくしてしまうからである。だからここは肺と肝の正気を補って、肝の邪気を瀉すという特殊な治療をしなければならない。それが方位を用いて説明をした理由ではないかと考えられる。

そして注１の文章、すなわち「子よく母をして実せしめ、母よく子をして虚せしむ」という表現が、果たして何を意味しているのかという問題である。それが七十五難の病理観なのか、それとも治効理論なのか、それを解釈するヒントが本文中には含まれている。しかしその前に、ここは理屈で考えるよりも実際に「母と子」の文字の代わりに五行を置き換えて、「東実西虚」と「瀉火補水」の条件を満たすものを見つけた方がはるかに理解し易い。そこで注１の文章に五行を置き換えてみると、次の様な場合が考えられる。

先ずここが七十五難の病理観であると見て前文の「子」に木を入れてみると、

a ［木能く水をして実せしめ］となり、実の元が水にあることになるので、「瀉火補水」の治療法とは矛盾することになる。従って前文は、

b ［火能く木をして実せしめ］以外にはあり得ないことが分かる。

次に後の文の母の代わりに金を入れて、

a ［金能く水をして虚せしむ。］とすると、水の補法がますます金を虚させることになり、これも「瀉火補水」の治療法と矛盾することになる。従ってここも

b ［水能く木をして虚せしむ。］とするのが妥当である。

一方この部分を治効理論として見てみると、

c ［水能く金をして実せしめ］以外には考えられないことになり、後の文章も、

d ［木能く火をして虚せしむ。］以外はあり得ないことが分かる。どちらも《瀉火補水》という治療法とは矛盾している。

では著者がはたして上のうちのどれを言おうとしていたのかというと、本文中に含まれているヒントがそれを教えているのである。

それは記号イの文章、すなわち「南方は火、火は木の子なり。北方は水、水は木の母なり。」である。これを参考にして上の文章を作り直してみると、

e ［火能く木をして実せしめ、水能く木をして虚せしむ。］となる。

この文章を見ればすべての原因が肝木の実にあることがおのずと理解でき、しかも《瀉火補水》という治療法は肝木の実に対する処置であることが分かるのである。

このようにして置き換えてみると《瀉火補水》という治療法のメカニズムは火を瀉して木を虚させ、更に腎水の力を補って心火を抑え、金を助けて木を抑える力を一層増すことが分かるのである。ちなみに『難経鉄鑑』の中で広岡蘇仙はこの部分を「木は火の季節である夏に勢いを増し、水の季節である冬に葉を落として死んだ様になる」と説明している。まことに当を得た例えである。

以上のようにこの部分は七十五難の病理観を説明して、それに基づく治

療法の原理を述べた所なのである。

「子よく母をして実せしめ」は現在言う所の《勝復関係》を言ったものである。つまり腎水を補うことによって心火を抑え、その結果として心火が肺金を剋す作用をなくしてやろうとする考え方である。子が親を助けるので《勝復関係》と呼ぶのである。そのことを本文中では「水は火に勝つ」と言っているのである。ただし、臨床のためにはあまり理論に振り回されない方が良い。むしろ以下のようにより実践的な覚え方をすべきではないかと思う。

そこで筆者の考えによる具体的な取穴法を述べると次の様になる。

まず実している陰経の五行穴または郄穴に瀉法を行い、続いて気海穴や関元穴などの下腹部の穴に補法を行うという方法がある。「南方の火を瀉す」は陰経にある邪気を瀉すことであり「北方の水を補う」は五臓の気、すなわち先天の気を補うことである。或いは陰実証では便通を整えることも重要である。考えようによってはこの方法も下腹部の調整という意味で、「北方の水を補う」の原理に一致するものと言える。

或いは命門穴をただ一穴補うという方法もある。これだけで「南方の火を瀉し、北方の水を補う」という目的が同時に達成できる。（三十九難参照）

ただし、前者は陰実証の治療であり、後者は陽虚証の治療となる。

ここまで書いてくれば、昔から行われていた方法に思い浮かぶことがある。例えば狭心症の治療に心経の少衝穴を瀉したり、或いは臨終に近い患者の関元穴にその患者の年齢と同じ数だけ灸をすえる（これを随年壮という）などの方法が知られている。このような方法はみな七十五難型の治療であったことが分かるのである。

次に方位を用いた理由をもう少し補足しておくことにしよう。

六十九難の場合は**図7**のＡでも分かるように、五行同士がすべて対等な関係を保っている。そのことを本文中では「○○、△△を平らぐべし」と表現している。このような状態の時には相剋関係は相生関係に隠れてその存在すら確認することは出来ない。この時の調整法が「陰経を補う」とい

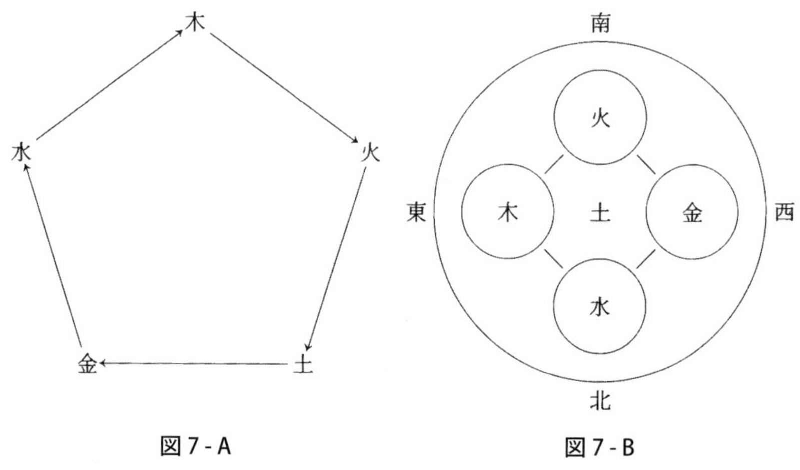

図７-Ａ　　図７-Ｂ

う方法である。しかしどの穴であれ四肢の要穴を補う限り、この方法は結局後天の気、すなわち胃の気の調整法にすぎないのである。

ところがその相生関係が乱れて、対等な関係が崩れることがある。このように五行の働きがばらばらになった時、相尅関係が現れるのである。そうなると生体は重大な事態に陥ることになる。それは先天の気が弱った時である。それを説明したのが**図７**のＢである。土を中央に持ってきたのは五行の関係が成り立たず、陰陽だけの関係になっていることを意味している。それ故に七十五難は六十九難とまったく違う方法、すなわち「先天の気を補って治す」という方法を行わなければならない。それには陰経の要穴を補うのではなく、逆にそこを瀉すという重大な発想の転換が必要なのである。この考え方は「健康人には猛毒なトリカブトが、重篤な患者には却(かえ)って良薬になり得る」というのと同じである。「そのためには軽々しく行うべきではない」という警告の意味を込めて、扁鵲は「心を瀉し腎を補う」という言い方をせず、方位を用いて説明をするなど極めて難解な書き方をしているのである。

七十五難全体はあたかも五行論の説明のように見えるが、要約すれば陰陽論だけの説明になっている。木と火は陽、金と水は陰であり、木は陽の体、火は陽の用である。また金は陰の体、水は陰の用となる。本文中では「陰陽の用を使って体の調整を行う」という方法で先天の気の助け方を述べていたわけである。

以上のように七十五難型は、生体の陰陽のバランスが乱れた時に起こる極めて重篤な症状であって、決して脈を見ながらのんびり治療をしていられる病証ではない。六十九難が四十九難・五十難を基礎とする後天の気（胃の気）の調整法であったのに対して、本難は五十三難・五十四難を基礎とする先天の気の調整法だったわけである。だから六十九難と七十五難では「虚実」の意味するものがまったく異なっている。六十九難は虚邪と実邪、すなわち生体と季節のずれを表し、七十五難では「実」は症状、「虚」は先天の気の状態を表しているのである。

現在では重症患者がすべて入院してしまうので、鍼灸治療を受けることは有り得なくなっている。しかし難経の時代には全ての患者が対象であった為に、危篤状態の患者にも対処しなければならなかった。だから難経の内容は軽重問わず、あらゆる症状が網羅されているのである。そのことを忘れて臨床上有りもしない空論を展開するのは、まことに無意味なことと言わなければならない。

筆者が開業して間もない頃、五十七歳の男性が胸部痛を訴えて来院したことがある。近所の医院で受診したところ「胃炎であろう」という診断であったために、心筋梗塞を見落としていたのである。その患者は三日ほどして発作がますます激しくなり、ようやく病名が分かった時はすでに遅く、五日目に亡くなっている。当時は筆者もこの方法を知らなかった為に、どうすることも出来なかったことが残念でならない。

また昭和十五年三月七日生まれの女性だが、激しい頭痛と悪心で苦しんでいるのを左の行間穴の瀉法で治したこともある。治療日は平成四年四月二十七日であった。

次は後者の例であるが、七十六歳の子宮脱の患者に対して命門穴の施灸をしたところ三週間で全快して喜ばれたことがある。しかしこの患者も三年後に胃癌で世を去っている。その他心房細動とイレウスの治験例があるが、拙者『針術完成講座』の中で紹介しているのでそれを参照して頂くことにして、ここでは繰り返さないことにする。

なお本難を正しく理解する為には八十一難も合わせて読むことが不可欠である。理由は最後の「誤治の戒め」の中で詳しく述べるので、本難の内容を頭に置きながら、これと一緒に読んでいただきたいと思う。

補瀉

補瀉については七十六難、及び七十八難から八十難までの合わせて四つの難に述べられている。その内容を簡単に言うと、まず七十六難は補瀉の原理を述べ、七十八難は押し手の重要性を強調している。また七十九難は取穴の補瀉について述べ、八十難では補瀉の極意とも言うべきタイミングの問題を扱っている。ここは数字の順に見ていくのが最も合理的であると思う。

七十六難

[原文]

七十六の難に曰く。何をか補瀉と謂う。まさにこれを補うべきの時、

イ

七十六難曰。　何謂補瀉。　当補之時、

いずれの所より気を取るや。まさにこれを瀉すべきの時、いずれの所に気を置くや。

ロ

何所取気。　当瀉之時、　何所置気。

然るなり。まさにこれを補うべきの時、衛に従いて気を取る。

A　ハ

然。　当補之時、　従衛取気。

まさにこれを瀉すべきの時、榮に従いて気を置く。

ニ

当瀉之時、　従榮置気。

それ陽気不足、陰気有余はまさにまずその陽を補い、

B　（虚）　（実）

其陽気不足、陰気有余当先補其陽、

しかる後にその陰を瀉すべし。陰気不足、　陽気有余は、

（虚）　（実）

而後瀉其陰　陰気不足、陽気有余、

まさにまずその陰を補い、しかる後にその陽を瀉すべし。

当先補其陰、　而後瀉其陽。

榮衛の通行、これその要なり。

ホ

榮衛通行、此其要也。

【解説】

本難は記号ＡとＢの二つの部分からなっている。Ａは補瀉の原理について、またＢは補瀉の原則について述べている。ここには非常に意味の深い言葉の使い方をしている所が何か所か見られる。真意を正しく捉える為には先ずこれらの言葉の意味を知ることが大切である。それを頭に入れながらこの説明を読んで頂きたいと思う。

イ　質問とＡの始めの所の「まさにこれを補うべきの時」という言い方。

ロ　同じく「まさにこれを瀉すべきの時」という言い方。

ハ　記号Ａの所の「衛に従いて気を取る」という言い方。

ニ　同「榮に従いて気を置く」という言い方。

ホ　「榮衛の通行、これその要なり」という結び方。

記号イとロは簡単に言ってしまえば「虚在る處に」と「実在る處に」という言い方で済むはずである。けれども「まさに〜すべき時」という言い方をした理由は「押手に気が来た、まさにその時に」の意味を含んでいるからである。この表現は八十難の内容と密接な関りを持っている。

次にハの「気を取る」という言い方とニの「気を置く」の意味であるが、この言葉が本難のキーワードである。これを正しく捉える為には後半のＢを先に解釈した方が分かり易いので、その後でこれを述べることにする。

Ｂは陰陽両方の虚実を例に挙げているので文章は面倒だが、この部分の要旨を簡単に言うと「不足している方、すなわち虚しているものを先に補い、有余の方、すなわち実になっている方を後で瀉すのが原則である」と言っているだけで、あまり深い問題はなさそうに見える。ところがここは「瀉法」の対象が何かという意味で大変重要である。つまりここで使われている「陰陽」という言葉の意味が「正・邪」を意味するのか、それとも「榮・衛」を指しているのかによって本難全体の意味が大きく変わってくるからである。そのヒントとなるのが結びの文章、すなわちホの「榮衛の通行、これその要なり」の一節である。この結びの一節はどう見ても問いの文章とは符合しにくいが、少なくとも本難が補瀉の説明であることを考えれば、ここは「榮衛の通行」でなく「榮衛を調うるの法、これその要なり」とすべき所である。従って記号Ｂの部分の陰陽に言葉を入れ換えるとすれば「榮・衛」以外には考えられないことになる。つまりこのＢで言う補瀉は全身の正気の調整法について述べているのであって、「瀉」と言っても決して「邪を追い払う」という意味ではない。主体はあくまでも病体の生命力を助けること、これを調えることが肝心だ、と言おうとしているのである。要するに最後の一節は「榮衛通行調是之法、此其要也。」(榮衛の通行、これを調うるの法、これその要なり。）の省略なのである。

そこで前に戻って考えてみると、Aの場合はこのような限定的な捉え方をしなくても良さそうである。Aの内容から見ると「邪気に対する瀉法」と取っても不自然ではない。けれどもここはBの部分の前提となるべき所であるから、その内容もおのずとBと一貫したものでなければならない。

衛は陽で動きが速く、榮は陰で動きが遅いものである。そこで記号Aの「衛に従いて気を取る」と「榮に従いて気を置く」には次の様な解釈が考えられる。

㊖1　補瀉によって深い所を虚させるようなことをしてはならない。それにはとりあえず動きの速い衛を動かして力を蓄えてやらなければならない。また瀉法に当たっては榮が虚することのないよう、虚している所に慎重に気を送らなければならない。それが「榮に従いて気を置く」の意味するものではないかと思う。

㊖2　「衛に従いて気を取る」とは補法は早く鍼を抜き、「榮に従いて気を置く。」とは「瀉法はゆっくり注意して鍼を抜く。」という意味にもとれる。

ここで㊖1の内容について少し補足しておく必要がある。例えば皮膚の病気を治したとしてもその後で、もしも内臓の病気が起こったとしたら、それは深い所の気を皮膚に持ってきて皮膚の症状を取り除いただけである。そのような場合は病気を治したことにはならない。現代医学のプレドニン（副腎皮質ホルモン）療法などがこれに当たる。反対に内臓の病気を治療していて、皮膚にかゆみやちょっとした発疹が現れたとする。それで内臓の病気が完全に治っているのなら「衛より気を取って」治した結果と言えるのである。

このように、浅い部位の気を使って深い所の病気を治すのが補法の原理である。また気の有り余っている所があったら、余分な気が流れ出る通り道を開けてやるのも瀉法の原理である。榮衛の流れに乗せて「実を解消する」の意味に使われているのが「榮に従いて気を置く」という一節であろうと考えられる。

いずれにしても記号Aの意味は「不足している所へ気を導くのが補法であり、余っている所から不足している所に向かって気を送り出すのが瀉法である。」と言っていることだけは確かである。瀉法といっても決して「邪気と闘え」という言い方をしているわけではないことに注意すべきである。あくまでも守りを主に考え、「深い所に邪気を追い込むようなことをしてはならない。」というのが補瀉の原理である。

なおこの部分を「衛より気を取り、……榮より気を置く。」という読み方をする場合がよく見られるが、前につられて後も同じ読み方をするのは日本語として正しくない。

「衛より気を取り」は間違った読み方ではないが、後の方は「榮に従いて気を置く」と読むか、或いは単に「榮に気を置く」と読むべきである。「衛に従いて気を取り、榮に従いて気を置く。」という読み方をすれば、何となく意味が分かるのではないかと思う。

七十八難

[原文]

七十八の難に曰く。鍼に補瀉有りとは何の謂いぞや。然るなり。

(の法)

七十八難曰。　鍼有補瀉何謂也。　然。

補瀉の法、　必ずしも呼吸にて鍼を出内するにはあらざるなり。

A1

補瀉之法、非必呼吸出内針也。

鍼を為すを知る者はその左を信ず。鍼を為すを知らざる者はその右を信ず。

A2　手　手

知為鍼者信其左。　不知為鍼者信其右。

まさにこれを刺すべきの時、まず左手を以て鍼の所、滎兪の處を圧按して、

B1　B2　注1

当刺之時、　先以左手厭按所鍼滎兪之處、

弾じてこれを努め、爪してこれを下す。

B3　B4

弾而努之、　爪而下之。

その気の来ること動脈の如し。この状に順いて針してこれを刺す。

C1　注2　（したがい）

其気之来如動脈。　之状順針而刺之。

気を得て因って推してこれを入れる。これを補と謂う。

C2

得気因推而内之。　是謂補。

動じてこれを伸ばす。これを瀉と謂う。気を得ざればすなわち男は外にし、女は内にす。

C3　（もしも）C4

動而伸之。　是謂瀉。　不得気乃與男外女内。

気を得ざればこれ十死にして治せずと謂う。

不得気是謂十死不治也。

注１：「滎兪の處」＝「穴所」と同じ意味。

注２：「……動脈の如し。この状に順いて針してこれを刺す。」＝この部分は「……動脈の状の如し。針を順にして而してこれを刺す。」と読んでも良い。

【解説】

本難は補瀉の術式を具体的に述べた所である。

先ず、A の所は二つの文章からなっている。A1 の「必ずしも呼吸で鍼を出内するにはあらざるなり」は主題を引き出す為の問題提起である。この場合の「出内」は鍼を抜き刺しすること。また「必ずしも〜でない」は「それも重要ではあるけれども、もっと大切なことがある」の意味である。従ってここは「呼吸に合わせて鍼を抜き刺しするだけが補瀉ではない。(それも重要ではあるけれども) もっと重要なことがある。」の意味になる。それを受けて A2 の文章は押手と刺し手の違いについて述べている。また同時にこの文章は B と C の前置きでもある。

A2 の「鍼を為すを知る者はその左を信ず。鍼を為すを知らざる者はその右を信ず」は簡単に言うと「鍼を行う為には刺し手 (右) よりも押手 (左) の方が重要である」という意味であり、その証拠として B 以下の内容を引き出しているのである。ここで「為す」という言葉を使っているのは「形だけではなく鍼の完全な作用を引き出す為には」という強い意味が込められているからである。その他にもこの文章には鍼道の大変重要な極意が隠されているが、それについては後で述べることにする。

ここは C の内容を先に見た方が筋道としては正しいのだが、B の部分が大変具体的で分かり易いので、先ずそれをまとめておくことにしよう。

B1「まさにこれを刺すべきの時」＝この部分は C の始めの所で説明されている。

B2「まず左手を以て鍼の所、榮兪の處を圧按して」＝ツボにいきなり鍼を刺すわけではなく、まず左手でもんだり押したりして感覚を整えるのである。

B3「弾じてこれを努め」＝ここは「リズミカルにたたいて鍼に気を込める」という意味になる。努め (つとめ) は決して「鍼を押し進める」という意味ではなく、「気を込める」の意味である。

B4「爪してこれを下す」＝「鍼を刺し入れる時は、軽く爪でなでながら入れるようにしなければならない。」という意味になる。

しかしこれはあくまでも形の説明にすぎない。またこの時代と現代とでは針の太さや材質も違うので、文章をそのままうのみにすることは出来ない。しかしたとえこの時代にあってもその意味するところは実に繊細で細やかである。

次にＣは押手による補瀉の説明である。

先ず「その気の来たること動脈の如し。この状に順いて針してこれを刺す」とあるが、これはＢの「まさにこれを刺すべきの時」の説明になっているだけである。

「其の気の来たること」の「其」は榮兪の處、すなわち穴所を圧按した左手に何かを感じることであり、それが気なのである。それはちょうど動脈の拍動のような感じのものであるから、その感じたものを「体内に送り込むように」鍼を刺入するという意味である。

ここは注２で書いたように「その気の来たること動脈の状の如し。」という切り方で読むのが一般的だが、このような切り方をするとその後の「順」の意味が曖昧になってしまうので、本書はあえて「動脈の如し。この状に順いて針してこれを刺す。」という切り方をとった。そうすれば「順」の字は「その気の状態に《したがって》針をする」という意味であることが分かるからである。

「その気が体内に入るように押し入れるのが補法である」というのがC2の「因って推してこれを入れる」の表現である。ただこの場合、決して右手で針を押し入れるわけではなく「気が中の方へ入り易いような左手の使い方をすべきである」というのがA2の文章、すなわち「鍼を為すを知る者はその左を信ず」の真意である。またC3の「動じてこれを伸ばす」は術者の左手を開くようにして、気を体表に広げよ」の意味であり、それが瀉法なのである。

それらの操作をしてもなお［正］気が来ない場合は、C4に言う「男は外にし、女は内にする」ということをしなければならない。この内外の字には次の様な三つの解釈が成り立つ。

㊎１　鍼をひねる方向、すなわち「男は外にひねり、女は内にひねる」という取り方。

㊎２　鍼の深さ、すなわち「男は少し針を抜き、女は少し鍼を入れる」という取り方。

㊎３　押手の強さ、すなわち「男は外に」とは押手を軽くし、「女は内に」とは押手を「多少重くしてみる」という取り方。

これらの解釈のうち、どれが正しいかは読者自身の判断にお任せするとして、最後の一文、すなわち「気を得ざればこれ十死にして治せずと謂う」とあるのは「それだけやっても気が来ない者は治る見込みがない」という意味である。言い換えれば「鍼灸の治療は患者自身の持つ生命力を有効に活用する方法に他ならない」と言っているわけで、ここはさりげない言葉の中にそれとなく補瀉の真理が込められているのである。

なお蛇足ながら、ここで言う男女も十九難の場合と同じく「陰・陽」の病変または体質の代名詞として使っている可能性も否定できないことを書き添えておく。

実はＢとＣは「鍼を為すを知る者は……」の文章で言う右と左の説明なのである。つまりＢは右（刺し手）の説明であり、Ｃは左（押手）の説明になっているのである。著者はここで刺入の形（B）と質（C）の両面について説明をして、A2の文章すなわち「鍼を為すを知る者は……」の中で「Ｂの内容よりも、Ｃで言っていることの方がはるかに大切なのだ」と教えているのである。ほとんどの難が結論をキーワードの中に隠しているのに比べて、本難はそのものずばりの言葉を用いた説明をしているのが特長である。したがってＢもＣも全てA2の文章、すなわち「鍼を為すを知る者はその左を信ず。鍼を為すを知らざる者はその右を信ず」に帰着するものであり、その解説である。

鍼の効果を十分に発揮する為には形で刺入するのではなく、押手の使い方によって決めるのである。その“こつ”がＣで述べているような押手の感じと操作である。鍼を知らない者は刺すことばかり熱心で、ちっとも効果のある鍼が出来ない。そのような術者に対して警告を発しているのが本難の内容である。

難経の中でもこれほど明快な形で結論を述べている所は稀である。

七十九難

［原文］

七十九の難に曰く。経に言う。迎えてこれを奪う、安ぞ（邪気の）

注1　注2　（いずくんぞ）

七十九難曰。　経言。　迎而奪之、　安

虚すること無きを得んや。隋いてこれを済しくす、安ぞ実すること無きを得んや。

注3　ひとしく　（正気の）

得無虚。　隋而済之、　安得無実。

これを虚するとこれを実するとは得るがごとく失うがごとし。

虚之與実若得若失。

これを実するとこれを虚するとは有るがごとく無きがごとし、とは何の謂いぞや。

実之與虚若有若無、　何謂也。

然るなり。迎えてこれを奪う者は、その子を瀉すなり。隋いてこれを済しくする者は、

A　穴　（旺気に）

然。　迎而奪之者、　瀉其子也。　隋而済之者、

その母を補うなり。

　　穴
補其母也。

例えば心病は手心主の兪を瀉す。これを「迎えてこれを奪う」と謂う者なり。
B
仮令心病瀉手心主兪。　　　是謂迎而奪之者也。

手心主の井を補う。これを「隋いてこれを済しくす」と謂う者なり。

補手心主井、　　是謂隋而済之者也。

いわゆるこれを実するとこれを虚するとは牢濡の意なり。
C（補瀉によって）　注4
所謂実之與虚者牢濡之意也。

気の来たること実牢なる者は得るとなす。濡虚なる者は失うとなす。
　　　（正気を）　　　　　　　　　　　（邪気を）
気来実牢者為得。　　　　　　　濡虚者為失。

故に得るがごとく失うがごとしという。

故曰若得若失。

注1：経に言う＝『霊枢・九鍼十二原篇』に同じことが述べられている。
注2：迎えてこれを奪う＝これは取穴による瀉法を行うという意味。
注3：隋いてこれを済しくす＝同じく取穴による補法を行うという意味。
注4：牢濡の意＝牢は硬い、濡は柔らかいの意味である。

【解説】

　本難は迎隋の補瀉について述べた所である。一般には「迎隋」といえば経の流注に対する鍼の方向を意味するが、本難では取穴の法則に見る迎隋を説明している。

先ず質問だが「迎えてこれを奪う、安ぞ虚すること無きを得んや」とは「正しい瀉法を行ったならば、どうして（邪が）虚さないということがあるのだろうか！」という意味である。「安」の字は「いずくんぞ」と読み、意味を強める働きをする。

同じように「隋いてこれを済しくす、安ぞ実すること無きを得んや」とは「正しい補法を行ったならば、どうして（正気が）実にならないということがあるだろうか！」という意味である。ここでも「安」の字は「いやそんなことは有りはしない」という言葉の省略を意味している。

答えは記号A・B・Cで示した三つの部分からなっている。Aは迎隋の法則であり、Bはその実例を挙げたものである。またCは押手の感じを説明した部分になっている。

五行はいつも決まった方向に流れており、逆になることはあり得ない。例えて言えば、春から冬になることがないのと同じである。だから先にある方を母と呼び、後から来る方を子というのである。ヒトの身体は自然の季節の運行と共に変化して健康を保つものである。Aはそのずれを調整する為の法則であって、六十九難と同じことを言葉を変えて言っているだけである。その内容を具体的に述べるとBのようになる。

「心病は手心主の兪を瀉す」とは火経の実があった時に、その子穴を取穴して治療を行う方法である。この場合は心包経の土穴である太陵穴を刺すことを意味する。

反対に「隋いてこれを済しくす」とは補法の意味であり「ひとしく」は「すませる」という意味の字である。火が旺気している時期（夏）に、前の季節と同じ性質の穴、すなわちこの場合は木穴である中衝を補うのである。それで「隋いてこれを済しくす」というのである。

その場合に押手の下に起こる感じ方の違いを述べたのが記号Cの所である。

「いわゆるこれを実するとこれを虚するとは牢濡の意なり」とは「そこが

硬いか柔らかいかによって『正気が実に変わった』とか『邪気が虚になった』というのである。すなわち鍼を刺しているうちに、そこが柔らかくなるのは邪気が虚した感覚であり、そこがしまって張りが出てくるのは正気が実になった感じである。そのような感じの変化を「得るがごとく失うがごとし」というのである。つまりＣに述べられている内容は押手の二番目の役割である。もちろん第一番目は補瀉を行うことであり、第二の働きが補瀉の効果を確認することである。前の七十八難において「鍼を為すを知る者はその左を信ず。」と言って押手の重要性を強調した後、本難においてその二大作用を述べたわけである。

本難は答えの文章よりも問いの文章の方がはるかに味のある文章である。その理由は既に問いの文章の中に押手の二大作用が言い尽くされているからである。ただ読者にそのことを悟らせる為に答えのＡ・Ｂ・Ｃの各部分が必要だったわけである。

扁鵲の絶妙な表現力にはただただ驚かされるばかりである。

八十難

［原文］

八十の難に曰く。経に言う。見ること有りて入れるが如く、

八十難曰。　経言。　有見如入、

見ること有りて出だすが如しとは、何の謂いぞや。

有見如出者、　何謂也。

然るなり。いわゆる見ること有りて入れるが如しとは、左手に気の至りて来たるを見て

正

然。　所謂有見如入者、　　　　　　謂左手見気来至

のち針を入れ、針を入れて気の尽きるを見てのち針を出だすを謂う。

邪

乃内針、　針入見気尽乃出針。

これを見ること有りて入れるが如く、見ること有りて出だすが如しと謂うなり。

是謂有見如入、　　　　　　有見如出也。

【解説】

本難は補瀉について述べた難のまとめである。文章こそ短いが、その内容は実に含畜が有って、しかも経験のある者にしか分からない極めて深みのある内容である。

本難の質問は「見ること有りて入れるが如く、見ること有りて出だすが如し」という言葉の意味を聞いている。文章的には二通りの術式についてたずねているが、この中に四つの疑問をいだかせる表現を用いている。すなわち、

(1)「見る」という言葉の意味するものは何か？

(2) 何を出し入れするのか？

(3)「如し」という言葉を使っているのは何故か？

(4) ここで述べている二通りの術式が補瀉のどちらを意味しているのか、それとも両法の抜き刺しを意味しているのか？

という四つである。

(4) についてはごく一般的に「刺鍼のこつは」という取り方も出来るし、「補瀉のどちらか一方の抜き刺しについて」と取っても間違いではない。どのような取り方でも出来る。その点についてはこの後の説明を読めばお分かりいただけるはずである。

先ず答えの始めに「左手に気の来たりて至るを見て、すなわち鍼を入れ」とあるところから、ここの「見る」は押手に何らかの感じが有ることを意味している。すなわちこれは押手の下に気が来ることであり、その意味では「見ること有りて」という一節は「あらわるること有りて」と読むのが正しい。また鍼を入れる時の感じであるから「気の来たりて」は明らかに正気が集まることである。これは言うまでもなく七十八難の「気を得て因って推してこれを入れる」の説明であり、同じ七十八難のその後に「これを補と謂う」とあるところから、少なくとも始めの段は補法についての説明であることが分かる。

その後の「鍼を入れて気の尽きるを見てのち鍼を出だす」は「鍼先に感じる抵抗がなくなってから鍼を抜くべきである」の意味であるから、後の文章は瀉法の説明になっているということが分かる。

要するに押手に感じる気の動きを見て、それに従って鍼を出し入れするわけである。しかしそれだけなら七十八難の内容と全く同じであり、四つの疑問のうちの（1）と（4）しか解けていないことになる。

残りの二つの疑問を解決する為には何らかのキーワードがなければならない。

そのキーワードが実は（3）に上げた「如し」という表現なのである。本難の文章をよく見ると、答えの部分は七十八難の一部を繰り返しているだけで、「如し」という言葉を使った理由がどこにも説明されていない。ただ質問と結びの文章の中でだけ「如し」の一語が光っている。筆者はその中に本難の真意が隠されていると見るのである。

そういえばこの答えの文章は至極当たり前の文章でしかない。難経そのものがかなりレベルの高い技術の持ち主を対象に書かれている為に、文章を素直に見ることは出来ないのである。読者に「おやっ、これはおかしいぞ」と思わせる所に真意が隠されている。だから本難もレベルが低い読者には「押手に気を感じたら鍼を入れて、抵抗がなくなったら抜けばいいのか」という読み方しか出来ないのである。これでは鍼灸科の学生にも出来るような「刺すための針」になってしまう。もしも仮に、この「如し」という一語が入っていなかったとしたら、本難の内容はほとんど空文になってしまうのである。

つまり「見ること有りて入れるが如く、見ること有りて出だすが如し」とは「押手の下に感じた気の動きを大切にして、その正気を深い所に入れるような気持で押手を使い、奥の方の硬さを引き出すような気持ちで押手を開き気味にするのが“こつ”である」というのが「如し」の存在意義である。だから (2) の疑問は決して鍼を出し入れするのではなく「生気を奥に入れるような気持で鍼と押手を使い、邪気を抜き出すような鍼と押手の使い方をしなければならない」という意味なのである。

要するに治療の為の鍼というのは、ただ形だけで鍼を抜き刺しするものではなく、生気を与え邪気を追い出すのが目的なのである。極端な言い方をすれば「気の調整さえ出来ていれば、鍼は刺さなくても良い。それは押手の使い方だけでも充分に可能である」と言いたいのが本難の文章の意味する所であろうと考えられる。

前の七十九難で押手の重要な役割を二つ紹介した後で、その感覚と動きを微妙に絡ませた押手の使い方を、「如」というたった一字の中に込めた所に本難の特長がある。

運用

ここでは七十難から七十二難までの三つの難について見ていくことにする。これらの難はいずれも刺鍼法の注意書きとも言える内容を持っている。

七十難

[原文]

七十の難に曰く。春夏は浅く刺し、秋冬は深く刺すとは何の謂いぞや。

A

七十難曰。　　春夏刺浅、　　秋冬刺深者何謂也。

然るなり。春夏は陽気上に在り。人の気もまた上に在り。

注

然。　　春夏者陽気在上。　人気亦在上。

故にまさに浅くこれを取るべし。秋冬は陽気下に在り。人の気もまた下に在り。

注

故当浅取之。　　秋冬者陽気在下。人気亦在下。

故にまさに深くこれを取るべし。

故当深取之。

春夏はおのおの一陰を致し、秋冬はおのおの一陽を致すとは何の謂いぞや。然るなり。

B

春夏各致一陰、　　秋冬各致一陽者何謂也。　　然。

春夏は温かく必ず一陰を致すとは初めて鍼を下し、これを沈めて腎肝の部に至り、

春夏温必致一陰者初下鍼、　　沈之至腎肝之部、

気を得て引きてこれを持つは陰なり。秋冬は寒く必ず一陽を致すとは

得気引持之陰也。　　秋冬寒必致一陽者

初めて鍼を入れ、浅くしてこれを浮かべ、心肺の部に至り、

初内鍼、　　　浅而浮之、　　　　　至心肺之部、

気を得て推してこれを入れるは陽なり。これを「春夏は必ず一陰を致し、

得気推内之陽也。　　　　　　　是謂春夏必致一陰、

秋冬は必ず一陽を致す」と謂う。

秋冬必致一陽。

注：「陽気上に在り」「陽気下に在り」＝「陽気上に在り」は物事の動きが活発になること。生命体にあっては気血の流れが浮いていること。「陽気下に在り」は物事の動きが沈滞し、減少すること。生命体にあっては気血の動きが沈むこと。

【解説】

本難の内容は治療によって起こり得る思わぬ結果を防止する為の刺法が述べられている。文章全体は記号AとBの二つの部分から成っているが、中心となるのはもちろんBの部分である。

先ず記号Aの部分では季節ごとの特長を述べている。それによると「春・夏は陽の季節であり、人の気も浅く流れている。それ故に（病気も浅い所にあるから）浅い刺し方をすべきである。また秋・冬は陰の季節であり、人の気も深く流れているので病気も深い所にある。だから秋・冬は深い所まで刺すべきである」と言っている。これは刺法の原則を述べたものである。「まさに浅くこれを取るべし」は「治療の目標は浅い所にあるのだ」の意味であり、反対の「まさに深くこれを取るべし」も同様である。これは後でBの内容を引き出す為の前置きとなっている。

そして記号Bではその原則の中に生かさなければならない大事な条件が

取り上げられている。大事な条件とは「春夏はおのおの一陰を致し、秋冬はおのおの一陽を致す」という点である。この表現は陰陽論の法則の一つ「陽極まって陰を生じ、陰極まって陽生ず」を刺法の面から述べたものである。ちなみに同じ法則を選穴の面から述べたのが六十七難である。このことを文中の言葉で説明すると「春夏は陽の季節である。陽の季節に陽の治療のみを行うと好ましくない結果が起こり得る。同様に秋冬は陰の季節であり、その季節に陰の治療のみを行うと、やはり好ましくない結果が起こり得る。それを防ぐ為には必ず陰陽のバランスを取ることが必要である」というのがこの難の要旨である。本難では季節を陰陽の例えとして述べているが、別に季節でなくても、他のどんな条件でも差し支えない。治療に当たっては「陰陽いずれにも偏ることのないよう」注意しなければならないのである。

もし仮に、陽の季節である春夏に浅い刺鍼だけ行ったとしたら、一旦は治ったように見えてもすぐ症状が戻ってしまう。ところがこの時に募穴や陰経の穴を併用している場合は、選穴の面で「一陰を致し」ていることになるので、そのような心配はいらなくなるのである。また秋冬の刺法はゆっくり刺入していれば問題はないのだが、速やかに刺入した場合は陽を助けずに思わぬ陰の結果、すなわち返って症状が激しくなるなどの弊害が起こり得るのである。ゆっくり刺入すれば途中で陽を助けるからその心配はないのである。

このような陰陽の性質は治療の面ばかりでなく、症状を見ても分かる。例えば激しい発熱には悪寒という陰の症状が加わり、痙攣（陽）が極まると失禁（陰）を起こしたり、或いは死に直面した患者（陰）に発熱が見られるなど、例を挙げたら枚挙に暇がない。また臓腑説においても、陰中の陰である腎がその中に火の作用を含んで、陽中の陽の心とつながりを持つという合理的な関係も認められるのである。

以上のように七十難では季節と刺入の深さを例に挙げて、治療にも陰陽のバランスが必要であることを説いているのである。

七十一難

[原文]

七十一の難に曰く。経に言う。榮を刺すに衛を傷ることなかれ、

A

七十一難曰。　　経言。　　刺榮無傷衛、

衛を刺すに榮を傷ることなかれ、とは何の謂いぞや。然るなり。

刺衛無傷榮、　　　　　　　　　何謂也。　　　　然。

陽に鍼する者は鍼を臥てこれを刺し、陰を刺す者はまず左手を以て

B　　　　ねせて

鍼陽者臥鍼而刺之、　　　　　　刺陰者先以左手

鍼する所、　榮兪の處を撮按して、気散じて後鍼を入れる。

撮按所鍼、榮兪之處、　　　　気散乃内鍼。

これ榮を刺すに衛を傷ることなかれ、衛を刺すに榮を傷ることなかれと謂うなり。

C

是謂刺榮無傷衛、　　　　　　刺衛無傷榮也。

【解説】

本難は刺鍼の注意点について述べた所である。ここは文章が短いので全体の構成が非常に分かり易い。すなわち記号Aは問いの文、Bはそれに対する答え、そしてCは結びという形になっている。

原文を読むと、先ず二つの疑問が湧いてくる。第一に問いの文では榮衛の言葉を使っているにも拘らず、答えの文は陰陽で答えていること。もう一つは問いの文と答えの文では陰陽の並び方が逆になっていることの二つである。問いの文では榮を先、衛を後という聞き方をしているが、榮は陰、

衛は陽であるから、答えの文に従えば問いの文も衛を先に書くべき所である。扁鵲は何らかの意図をもってこのような書き方をしたのではないかと筆者は考えている。本難の解釈ではこの不つり合いの理由を考えることが大切である。

この疑問を解く為に予備知識を出しておくことにしよう。本難のキーワードはBの終わりの所にある「気散じて後鍼を入れる」の一節である。ここの「気」が何を意味しているのか、それが分かればこの疑問は全て解決するはずである。

先ず問いの文で榮衛の言葉を使っているのは、ここが刺鍼の目的を述べているからであろうと考えられる。すなわち生体の調整を行う上で何に及ぶ治療をするのか、それを知ることが治療結果を左右する重要なポイントになるからである。衛の変化は形に表れることのない機能的な病変であり、榮の異常は組織や細胞の形に現れる厄介な病変である。そのどちらを主たる目的にするのか、「それを決めることが大切だ」とここでは教えている。つまり榮も衛も正気の一部である。組織やその形を作り上げるのが榮の作用であるとすれば、その調整法は陰主陽従説に従い、榮が先、衛が後という書き方になる。そして答えの文の「陽に鍼する者」は質問で言う「衛を刺す」目的で行う鍼であり、その時には「榮を傷つけることの無いよう鍼を伏せて刺せ」と述べている「伏せて」は「鍼を横にねせて、或いは斜めに刺す」の意味である。言い換えれば「深過ぎないように浅く刺せ」ということになる。もしも深過ぎた場合は異状が無いはずの榮を傷つけて、別の症状を起こしたり、或いは却って邪気を奥の方へ追い込むことにもなりかねない。少なくともこの部分は術式に関しては極めて具体的である。

また陰を刺す者は浅い所の気を傷つけることのないよう「まず左手をもって穴所を充分に揉んで、そこが敏感でなくなるのを待って、それから刺入すべきである。」と言っている。ここで刺入穴を「鍼する所、榮兪の處」と重ねて述べているのは、「選穴においても衛に影響を及ぼすような穴は避けるべきである」との意味が込められているからである。従って「榮兪の處」

というのは決して火穴や土穴のみを意味していないことになる。また「撮按」というのは「揉んだりつまんだり」という意味である。だから皮膚表面の気の状態をよく観察しながら、痛みを与えないようにすることはもちろん、「不注意にそこの正気を乱すような刺し方をしてはならない」という注意である。「撮」といえば皮膚を軽くつまんで、皮下の細かい変化を知る方法のことである。衛気の変化の場合は皮膚上の温度やくぼみ、或いは艶や固さの変化などが主になる。ところが榮気の変化では皮下に異物や柔らかい塊のような物が現れることが多い。榮の病変にはそうした皮下の色々な変化を見つけることが大切である。そのことを指して「撮按」と言ったのである。

ここまでの解釈で良いならば「陽に鍼する者・陰を刺す者」と言った意味がない。それを解決するのが「気散じて後鍼を入れる」である。ここの「気」が一体何を意味しているのか？　それを正しく解釈できれば前記の疑問がすべて解けることになる。

先にBの言葉を「陰・陽」と言い換えたのは、それが少なくとも二つの意味を持っているからである。ここの「気」を合理的に解釈すると次の様になる。

㊫１　質問のとおり「陽を衛気・陰を榮気」とする見方。

㊫２　陽を「邪気」、陰を「正気」の意味にとる見方。

の二通りである。

仮に㊫１の取り方をするならば、ここは単に「衛気をよけて刺せ」という意味になる。つまり衛の調整は比較的浅い鍼で済むので、痛みさえ与えなければさほど難しいことではない。ところが榮に作用させる鍼はやや深めに刺すので、万全の注意を払わなければならない。例えば骨痺に対して腰部に行う「兪刺」という方法があるが、この方法などは深い所まで刺入するので、絶対に痛みを与えることがあってはならない。もしも誤って痛みを与えたりすると、効果が有るどころか却って症状を悪化させることにもなりかねない。このことを指して「榮を刺すに衛を傷ることなかれ」と言ったのである。

また㊙２の取り方をすると「気散じて後鍼を入れる」の気が邪気を意味することになるので、Ｂの所で陽を先に書いているのも納得できる。つまり答えの内容は「浅い所に瀉法を行い、深い所には丹念な補法を行わなければならない」という意味も兼ねていることが分かる。つまり答えの文で「陰陽」と言い換えたのは、短文の中により多くの内容を含める為の手法だったのである。

このように扁鵲は可能な限りの意味を含める為に、榮衛と陰陽の言葉を使い分け、その順序までも入れ換えるという手法を駆使して、鍼灸の術式を余す所なく説明しているのである。だから本難は読む者の経験の違いによって、解釈に大きな差の出る所なのである。すなわち経験の浅い者にとってＢの内容はさながら「鍼の刺し方について」書かれた教科書を読むようなものであり、経験豊富な者にとっては「鍼の刺し方は何で変わるか」を述べた貴重な参考になるのである。前記の疑問の一つはあらゆる読者の経験の差を考慮して、どんなレベルの者にもそれなりの参考になるように構成されている。

鍼灸の目的は所詮榮衛の調整にすぎない。ところがせっかく鍼をしても予想もしない結果になることが有り得る。そのような誤りを犯すことのないよう、ここでは鍼の刺法を戒めているのである。

七十二難

[原文]

七十二の難に曰く。経に言う。よく迎隋の気を知り、

七十二難曰。　　経言。　　能知迎隋之気、

これを調わしむべし。調気の方は必ず陰陽に在りとは何の謂いぞや。然るなり。

注1
可令調之。　　　　調気之方必在陰陽何謂也。　　　　　　然。

いわゆる迎随は榮衛の流行・経脈の往来を知るなり。

A
所謂迎隋者知榮衛之流行・経脈之往来也。

その逆順に随いてこれを取る。故に迎随という。

注2　　　　　注3
隋其逆順而取之。　　　　故曰迎隋。

調気の方は必ず陰陽に在りとは、内外表裏を知り、その陰陽に随いて

B　　　　　　　　　　　　　　注4
調気之方必在陰陽者、　　　知内外表裏、　隋其陰陽

而してこれを調う。故に調気の方は必ず陰陽に在りという。

注5
而調之。　　　　　故曰調気之方必在陰陽。

注1：これを調わしむべし＝「これ」は「気血」または「榮衛」を指す。

注2：その逆順に随いて＝「其れ」は「榮衛の流行・経脈の往来」を指す。

注3：これを取る＝ここの「これ」は「邪気」と解釈するのが一般的だが、「治療穴」と解釈しても間違いではない。

注4：内外表裏＝『難経古義』では「内外」を鍼の回旋方向、「表裏」を深浅（すなわち鍼の深さ）と解釈している。また病位の意味にとって「病の内外表裏を知り」と解釈しても良い。

注5：これを調う＝注1と同様「これ」は「気血」又は「榮衛」の流れを指す。なおここは「これを調える」と口語読みしても良い。

【解説】

本難は非常に抽象的で分かりにくいが、鍼灸医学の基本である補瀉の原

理について述べた所である。扁鵲は治療法のまとめの意味でこれを書いたものと思われる。

先ず問いの文章だが、注１の所までは『霊枢・九鍼十二原篇』の要旨を述べたものである。その後で「調気の方は必ず陰陽に在り」と言っている。この一節は難経独特の言い方で、鍼灸治療の原則をたった一語で言い尽くした見事な表現である。その意味でここは難経の結論と言っても過言ではない。それ故に本難は全く無駄のない文章で構成されている。従って短文であるが故に抽象的になっているのである。

答えの文章には便宜上ＡとＢの記号を付けたが、これは決して二つのことを言おうとしているわけではない。主語がどれなのか見つけにくい所だが、結論は最後に述べることにして、とりあえず理解に必要な言葉を説明しておくことにしよう。

まず記号Ａの「迎隋」について考えてみよう。これは鍼灸医学独特の用語で、『霊枢』の「迎えて此を奪い、随いて此を斉しくす」の一説に基づいている。迎隋は鍼灸治療の方向を述べた言葉で、これには二つの意味がある。一つは経脈の流れに対する刺鍼の方向であり、もう一つは現れている脈状と季節の関係を見て行う治療の方向である。

1　経脈の流れに対する刺鍼の方向＝経脈には陰経と陽経があり、その流れは互いに反対の方向に流れている。おおよそ陰経は下より上に流れ、陽経は上より下に向かって流れている。「おおよそ」といったのはその向きが上肢と下肢では反対になっているからである。その理由は陰陽の季節の気の流れの違いによるものであるが、それで分かりにくい場合はいわゆる万歳の姿勢を思い浮かべれば良い。そうすると流れの方向が一定になるからである。この流れの上流に向かって鍼を刺すことを「迎」といい、下流に向かって刺すことを「隋」という。例えば豊隆穴に上向きに刺鍼するのは「迎」であり、復溜穴に上向きに刺鍼するのが「隋」である。隋は流れる量を増やす効果があるので、「補法」と呼び、迎は流れる量を抑えるので「瀉法」と呼ぶのである。

2　脈状と季節の関係を見て行う治療の方向＝「迎隋」の二つ目の意味は季節と脈の関係である。毎年の季節の変化に伴って脈の拍ち方もまた変化している。この時の脈の特長を「脈状」という。脈には体力の強さを表わす「胃の気」と呼ばれる基準もあるが、この「胃の気」が強くて、しかも季節の変化に伴う脈状をわずかに帯びている状態が健康人の脈とされている。従って帯びている脈状が現在の季節と合っている場合は問題無いのだが、その脈状が現在の季節とずれているのは胃の気が弱くなっている証拠であり、それが病人の脈となるのである。

この時の脈状を現在のそれに合わせるべく、進んでいる者はこれを戻し、遅れている者は促してやらなければならない。このうち、次の季節の脈を現在に戻す手技を「迎」と言い、過ぎてしまった季節の脈を現在の季節に進めてやる方法を「隋」と言うのである。

『霊枢』で言う「迎えて此を奪い、隋（したが）いて此を斉（ひとしく）す」もこのことを含めて言ったものである。

この時の調整に用いるのが陰経の五行穴である。例えば春、火穴を取るのは「迎」であり､冬に金穴を取穴するのは「隋」になる。難経では「迎隋」を七十九難で説明し、更に六十九難では具体的な方法として述べているのである

この他に｢榮衛の流行｣と注４の所も少し説明しておかなければならない。「榮」は「いとなみ」の意味であり、生命体の活動のうちで目に見える形を作り出す働きを言う。これは主に血の作用と考えられる。また｢衛｣とは｢まもり」の意味があり、目には見えない現象や形には現れない生命体のあらゆる活動を指している。これは気の作用と考えられている。このことは三十難にも述べられている。

この「榮衛の流れ」が乱れると病気になる。その時の状態を注２の所では「逆順」と言う言葉を使っているが、これには次の様な二つの解釈が成り立つ。

㊎1　治りやすい病気を「順」と言い、治りにくい病気を「逆」と言う。

㊟２　外邪性の病気を「逆」と言い、内傷を「順」と言う。

このどちらを取っても、また両方の考え方を取っても、それは読者の自由である。

次に注４の「内外表裏」である。注釈でも書いたように、そのまま病位の表現と取るのも良く、また技術的な表現と取ってもどちらでも良い。技術的な表現と見る場合の内外は鍼をひねる方向になる。すなわち「女は内にし、男は外にす」の意味である。

次に「表裏」は注釈のように「鍼の深さ」と考えても良いが、これを背部と胸腹部と見て、取穴の位置関係と考えることも出来る。

以上の説明からも分かるように、本難を解釈する為には鍼灸医学の体系全般にわたる説明が必要である。ところがそれを簡潔な文体で説明する為に、本難は代名詞をふんだんに用いた抽象的な文章にならざるを得なかったわけである。

そこでＢの「調気の方は必ず陰陽に在り」の解釈である。

「調気」は「乱れた榮衛の流れを正常な状態に戻すか、或いは整える方法」という意味であり、「治療法」というのと同じである。また「必ず陰陽に在り」はその重要な原則を要約した言葉である。すなわちこれまでの説明のどれを見ても、全て二つの者の調整にすぎない。「迎隋」だとか「内外表裏」だとか、鍼灸医学に必要な知識はどれを取っても全て陰陽論に基づいていないものはない。だから鍼灸医学の原理を要約すれば陰陽論になってしまうのである。また「必ず」と付け加えているのも「絶対に例外はない」という意味の強調である。

要するに人間の体も自然の一部にすぎない。それを読者に認識させる為には多くの言葉を費やすよりも、このような簡潔で逆説的な表現が最も効果的なのである。

実は人の身体を三焦に分けたことには臨床上大きな意味がある。ある症状を治療する場合に、症状を体力の偏在（虚実）と考えてそれを何らかの方法で均等にすることが治療の目的となる。つまり余分な力を追い払う（分

陽	迎	衛	気	外	浅	表	順	春夏	実	用	無形	背部	四肢	経絡	熱	急
陰	隋	榮	血	内	深	裏	逆	秋冬	虚	体	有形	胸腹	軀幹	臓腑	寒	緩

表 16

散させる）か、或いは不足している所へ引き寄せるか、どちらかの方法しかない。前者を瀉法と言い、後者を補法というわけである。だから人の身体の形から見ても、三焦の概念が最適なのである。上下でそれを調整することは自然の法則に合致したまことに合理的な方法と言えるのである。なるほど鍼灸の治療を要約すれば「どこを補い、どこを瀉すか」の選択にすぎない。言い換えれば不足している体力をどこから持ってくるのか、或いは余っている体力をどこに持っていくのかを決定し、実行するだけである。その体力の元を作るのが中焦である。

その為にはどこに外邪が入っているのかを知ることも大切である。それをまとめたのが**表 16** である。

この表は本難の内容と関係が深いものだけをとり上げたものだが、この他にもまだ陰陽の区別は数え上げたらきりがない。ここでは病位の陰陽・病因の陰陽・症状の陰陽・目的の陰陽・刺鍼の方向の陰陽などが B の文章の中に込められている。

最後に本難では何が言いたいのかを考えてみることにしよう。

一見 B が本難のテーマであるように見える。しかし原文をよく読んでみると主語は A の「迎隋」であることが分かる。ただ文体が逆説的であまりにも強烈な B の一節と、慣用語とは違う言葉を使っている為に、主語が埋もれてしまいそうに見えるだけである。それを確かめる為に B の単語を入れ換えてみるとそのことがよく分かる。すなわち「調気の方は必ず陰陽に在り」の一部を別の言葉に言い換えるのである。

仮に「補瀉の方は必ず陰陽に在り」としてみよう。これも間違いではないが、それでは意味が小さくなってしまう。それでここは「迎隋の方は必ず陰陽に在り」としてみるのが適当であるように思う。またＡのそれを入れ換えようとしても「迎隋」は手技でなく法則であるから、Ａの「迎隋」を「補瀉」に入れ換えることは出来ない。他の言葉で代用できないから、それが本難の主語なのである。

ここで念のために「補瀉」と「迎隋」の違いについて述べておくことにしよう。

「補瀉」という時は穴に対する単なる刺鍼の手技にすぎない。ところが「迎隋」という時は全てを含めた治療の目的を意味する。その中には次の要素が全て含まれているのである。

(1) 体力の強さが分かっていること。(榮衛の流行)

(2) 病気の位置が分かっていること。

(3) そこにある病気の原因が明確に分かっていること。(経脈の往来)

(4) その原因を取り除く為の刺鍼法。(補瀉)

(5) その為の最適な選穴、及び刺鍼の向き。などである。

扁鵲の遺志に反くかもしれないが、例えばここでＢの一節を普通の定義の文に直してみると次の様になる。

「通榮衛、調陰陽之気。是謂迎隋也。

(榮衛を通じ、陰陽の気を調う。これを迎隋と謂う。) である。

この文は本難の内容を要約したものには違いないが、これでは単なる「迎隋」の説明になってしまうだけで、とても名文とは言えなくなる。それで扁鵲は原文のような形をとって、Ｂの中に鍼灸医学の極意まで尽くしたのである。

このように本難の構成は前半Ａで「迎隋」の意義を述べ、後半Ｂではその原則を述べていたわけである。とかく難経の内容は五行論の羅列と見られがちだが、著者はその誤解を解く為に「調気の方は必ず陰陽に在り」という一節を加えて「迎隋」を強調しているのである。

戒め

一般に鍼灸の治療そのものにはリスクを伴わないのが普通である。ところが人間の五感を使って診断を行う以上、時には錯覚や判断の誤りを犯してしまう場合も有り得る。このような診断や治療の誤りを「誤治」と呼ぶが、これが言わば鍼灸のリスクである。基本的にはそれを皆無にすることが理想であり、少しでもそれに近づけることが望ましい。そこで次は誤治の問題について考えてみることにしよう。

誤治を取り扱った難としては十二難と八十一難がある。どちらもテーマは同じだが、その目的が異なっている。本篇では先ず十二難と八十一難の内容について概略を見ていき、両者を比較することによって誤治を考え、最後に七十七難を見ながら扁鵲が難経を通して何を言おうとしていたのか、それを考えてみたいと思う。

十二難

［原文］

十二の難に曰く。経に言う。五臓の脈すでに内に絶す。

注

十二難曰。　経言。　五臓脈已絶於内。

鍼を用ゆる者、反してその外を実す。五臓の脈すでに外に絶す。

用鍼者、　反実其外。　五臓脈已絶於外。

鍼を用ゆる者、反してその内を実す。内外の絶、何を以てかこれを別たん。

用鍼者反実其内。　内外之絶。何以別之。

然るなり。五臓の脈すでに内に絶する者は、腎肝の気すでに内に絶するなり。

然。　　五臓脈已絶於内者、　　腎肝気已絶於内也。

しかして医、反してその心肺を補う。

而医、　　反補其心肺。

五臓の脈すでに外に絶する者は、それ心肺の脈すでに外に絶するなり。

五臓脈已絶於外者、　　其心肺脈已絶於外也。

しかして医、反してその腎肝を補う。陽絶に陰を補い、陰絶に陽を補う。

而医反補其腎肝。　　陽絶補陰、　　陰絶補陽。

これを「実を実し虚を虚し、不足を損じて有余を益す」と謂う。

ます

是謂実実虚虚損不足益有余。

この如くして死す者は医、これを殺すのみ。

（下手な医者）

如此死者医殺之耳。

注：経に言う＝『霊枢』「九鍼十二原・小鍼解」の両篇に見られる。

【解説】

本難は鍼の使い方を誤って人を死なせてしまう場合の理由について述べている。

先ず質問では「五臓の脈の絶には内外の二証がある。何を以てこれを別けるのか？」と聞いている。「いかにして誤治を防ぐのか」とは聞いていないのである。

それに対する答えは「五臓の脈、内に絶する者は腎肝の絶であり、外に絶する者は心肺の絶である。」と言い、更に続けて「陽絶に陰を補い、陰絶に陽を補うタイプの誤治は最も害が甚だしい。その為に患者が死んだとしたら、それは医者が殺したようなものだ」と皮肉っぽく結んでいる。文末の「耳」(のみ) は「丁度………のようなものだ」という強調の意味である。

この難の構成は非常に複雑である為に、これを解釈するにはいくつかの問題を解いていかなければならない。第一に補うべき対象を「虚」と言わずに「絶」と言っていること。二つ目は「五臓の脈絶」について述べていながら、それを五つではなく内外の二つに分けていること。三つ目は「脾土」の存在について触れていない点などである。

まず「絶」の字を使った理由には次の様なことが考えられる。

(1) 極端な例の方が分かり易くて説得力がある。

(2) 仮に「虚」とすると、悪化するだけで死ぬほどのことは無いから、最後の「殺す」という表現と合わなくなる。

(3) 治療を誤ると死ぬほどの状態とは「先天の気の虚」であり、「五臓の脈の絶」とはすなわちこの「先天の気の虚」を意味する。

上記のうち (3) の理由については「脾土」の存在について触れていない点とも共通している。つまり「脾土」は後天の気を主る器官であるが、先天の気が虚してしまった以上、いかに後天の気が完全であろうと生命を維持することは出来ない。そのことは「八難」にも述べられている通りである。またあえて「脾土」を隠すことで、暗に先天の気を思い起こさせる狙いがあったとも考えられる。七十五難でも方角と同じ「金木水火」の四方とその中央に「土」を配したパターンが使われていたが、これもそれと同じ理由であろうと考えられる。死をテーマとする場合、必ず先天の気に言及するのは当然のことである。

そして後回しになったが、五臓の脈の絶を内外の二証に分けた理由として、次の様なことが考えられる。

最も大きな理由は、本難が脈診について書かれた部分に含まれている点から考えて、脈診上の特徴を説明したものと見るのが一般的であること。つまり関上を挟んで寸口を外とし尺中を内とすれば、この文章の通りになる。だからこの難を単純に解釈して、「脈をよく診て誤治をしないように注意せよ」という戒めと取っても間違いではない。しかし筆者はあえてこの中に別の意味が含まれていると考えたいのである。

それは病体の衰弱が進んで虚がひどくなると、五行の関係は完全に崩れて症状の形が陰陽の乱れとしてだけで捉えられるようになる。その結果陰の症状が出ていれば内絶、陽の症状が出ていれば外絶となる。だから本文中で脾土について触れていないのも、また「五臓の脈すでに内に絶する者」「外に絶する者」と言っているのも、すべてその意味を含める為の表現だからである。

具体的に言うと、内絶と外絶は十八難に述べられている段階、すなわち二つ以上の臓器に症状が及んで、三焦のレベルで病位を決めなければならない状態を意味している。この場合の内絶は腎肝の絶であるから下焦の絶になる。四難の言葉で言えば一陰一陽である。また外絶は心肺の絶であるから上焦の絶ということになる。同じく四難の一陽一陰の形である。このような状態に対してもしも誤治をするとしたら、これは相当に腕の良くない術者であり、その結果、死期を早めることは明らかである。

以上の問題点を頭に置きながら、次は八十一難について見ていくことにする。

八十一難

［原文］

八十一の難に曰く。経に言う、「実を実し虚を虚し不足を損じて

注1

八十一難曰。　　経言、　　無実実虚虚損不足

有余を益すことなかれ」とはこれ寸口の脈なりや。はたまた病自ら虚実有りや。

而益有余是寸口脈耶。　　　　　　　　将病自有虚実耶。

その損益いかに。然るなり。これ病、寸口の脈を謂うにはあらざるなり。

A

其損益奈何。　然。　　　是病、非謂寸口脈也。

病自ら虚実有るを謂うなり。例えば肝実して肺虚す。。

B

謂病自有虚実也。　　　仮令肝実而肺虚。

肝は木なり。肺は金なり。金木まさにこもごもあい平らぐべし。

肝者木也。肺者金也。金木当更相平。

まさに金は木を平らぐることを知るべし。

当知金平木。

例えば肺実して肝虚す。微小の気、針を用いてその肝を補わずして、反して重ねて

C　　　　　　　注2

仮令肺実而肝虚。微小気用針不補其肝而反重

その肺を実す。故に「実を実し虚を虚し、不足を損じて有余を益す」と曰く。

実其肺。　　故曰実実虚虚、　　　損不足而益有余。

これは中工の害する所なり。
D
此者中工之所害也。

注１:「無実実虚虚損不足而益有余」＝本書は返り点を付していないので分かりにくいが、同一文字が続いている場合は下を先に読んでから上に戻る読み方をすべきである。従ってここは「実を実し虚を虚し」と読む。実と虚はどちらも上が動詞で下は名詞である。つまり下は症状であり上は治療の結果を指している。また「実実虚虚」を別な言葉で言い換えたのが「不足を損じて有余を益す」である。

注２:「微小の気」＝この言葉は「術者の不注意、また未熟な術者」と見るのが一般的であるが、本難の結論と密接な関わりを持つ言葉であり、前の文節に付ければ病体の形容詞とも見られるので、筆者はこれをあえてキーワードと考えたい。

【解説】

八十一難の内容はある意味で大変難解な所である。言うまでもなく本難が難経の最後を飾る難だからである。その意味で著者は心残りの無いよう、ここに鍼灸医学の極意を余す所なくまとめたのである。

本難の質問を要約すると、「実を実し虚を虚し、不足を損じて有余を益すことなかれ」と昔の本に言っているが、「その実と虚とは寸口の脈の虚実を言っているのか、それとも病の虚実を言っているのであろうか」と尋ねている。これがまず病証に関する質問である。更に続けて「その損益いかに」と聞いている。後の方は手法に関する質問である。

その答えは当然病証（虚実）に関する答えと手法に関する答えの二通りに分かれるはずである。本文中に「例えば」で始まる文章が二か所見られるのはその為である。始めの例えば（記号Bの所）では七十五難の一節を引用しているが、そこはあまり深入りせずに「まさに金は木を平らぐることを知るべし」といって相尅関係の説明だけで終わっている。その理由はここが「病証」についての説明だからである。

二つ目の「例えば」で始まる一節は一転して六十九難型を例に挙げて、不注意に実を強めてしまう誤りを述べている。こちらは手法に関する説明のはずである。そして終わりの所（記号D）で「これは中工の害する所なり」と結んでいる。中工と言えば十人中の八を全うする（十三難）、相当に腕の良い術者のことである。その腕の良い術者でさえも分からないような問題がある。「上工（名人）になる為にはこのような失敗に注意しなければならない」と扁鵲は戒めている。

この一節から「腕の良い術者でも犯しやすい誤り」とは、誤治の中でもかなり高度な内容を持つ誤治であることが分かる。だから注2の「微小の気」には「未熟な」の意味はないことになる。この言葉がなくても文章的には成り立つが、あえてこれを加えた理由がキーワードたる所以である。

ただし「中工の害する所」と言っているにしては、二つ目の「例えば」（記号C）の内容が合っていない。肺実肝虚に肺を補うだけならば、これは十二難の誤治と何ら変わる所はないし、わざわざ「中工の害する所」とことわる必要もないからである。この時代の写本の誤りでないとすれば、筆者にはどう見ても未熟な術者への“目くらまし“の様に思えてならない。「微小の気」と「中工の害する所」とは矛盾するが、これを成り立たせる文節が本難の結論ということになる。しかしその結論を言う前に、本難と十二難の内容を比較しながら誤治について少し考えてみたいと思う。

ここで言う「誤治」には気胸や神経麻痺などは含まないものとする。これらはいずれも無知で未熟な術者の完全な過失であって、誤治とはおおよそ次元の違う問題である。

十二難・八十一難とも誤治を「実を実し虚を虚し、不足を損じて有余を益す」と表現している。どちらも崩れたバランスを一層悪くするという意味に変わりない。だが同じように見えても誤治の中身はまるで違っている。

十二難には「陽絶に陰を補い、陰絶に陽を補う」と言い、八十一難では肺実肝虚に「その肝を補わずして、反して重ねてその肺を実す」と言っている。双方の大きな違いはその条件にあると言ってよい。十二難では「脈の陰陽をしっかりと見ていさえすれば、そこには明瞭な虚実が現れている（絶）にも拘らず、それを見落した為の誤りである」と言い、八十一難では「これ病、寸口の脈を謂うにはあらざるなり」と言っている。つまり「病の虚実が寸口の脈には現れていないので治療を誤り易い」というのである。

十二難の「陽絶と陰絶」は相当大きな違いであるが、八十一難の「中工の害する所」という言い回しと「微小の気」という表現は「本当に分かりにくい病態であるが故に」という設定であることが理解できる。

そこで現実に起こり得る誤治のタイプをいくつか挙げてみると、

(1) 誤治のうちで最も多いのは陰虚証同士の取り違えである。これは明らかに脈診の誤りであり、症状の悪化または別な症状の出現が見られる。

(2) 次は陰虚と陽実の見間違えで、これはいつまでも治らないという形で見られる。

(3) 陽実証は分かっていても、実でない経を瀉していると症状が移動するだけになる。これは、邪の居場所が分からない誤治である。

(4) 陽実と陽虚を間違えると甚だしい悪化が見られる。

(5) 陰実と陽虚、或いは陰実と陰虚を見間違えると重大な結果を招く。

などと言った場合が考えられる。

以上の五タイプのうち八十一難で言おうとしているのは (5) だけである。(1) から (4) まではすべて十二難に該当する問題である。

八十一難は十二難の存在を意識した上で、「中工の害する所」と「微小の気」という互いに矛盾した言葉を駆使して、その真意を何とか際立たせようとしている。その内容は非常に精巧に計算し尽くされた内容と言うことが出来る。だから八十一難の結論は他の難のように後半にあるのではなく、答えの冒頭に隠されている。その結論とは「これ病、寸口の脈を謂うにはあらざるなり」という一節である。

これを口語訳すると「中工でも失敗を犯すことがある。その原因は脈の虚実を間違えるからではなく、病そのものの虚実を間違えるからである。」となる。病そのものの虚実とは表面に表れない虚実、具体的には隠れた虚のことである。「脈の虚実にあらず」は脈に表れない虚実、言い換えれば「八難に戻ってもう一度よく考えてみよ」というほどの意味である。記号Bの所で「七十五難」の一節を引用したのもその為である。

その一節の末尾「まさに金は木を平らぐることを知るべし」は肺と肝の関係を言ったものではなく、五行に名を借りた病の説明である。例えばこれに扁鵲の言いたい言葉を置き換えてみると「まさに先天の気は病を平らぐることを知るべし」となる。

例えば痙攣や不眠、それにある種の発熱などは、症状としては実の仲間に入るが、どこかを瀉して解決するというものではない。何故かというと、目には見えないが先天の気が虚して（弱って）しまった為にそのような症状が現れているからである。だからその先天の気の虚を何とかしなければ危険の回避は出来ないのである。

具体的に言うとこの内容は陰実証を意味しているが、たとえ表面には現れていなくとも病（症状）が実であれば必ずその裏には虚がある。困ったことにそのような虚は脈に現れないのである。「脈にばかり頼っているとその虚を見落として、二つ目の例（記号C）の様な誤りを犯すことがあるので注意しなければならない。」と結んでいるのである。つまり扁鵲は難経を終わるに当たって「脈に表れない虚実もある」ということを強調した上で「自分は脈診の達人だ」と有頂天になっている術者を戒めているのである。

もちろん鍼灸の基本は胃の気を強めることにある。だが「鍼灸の奥義を極める為にはあらゆる病証の存在を知らなければならない。それには先天の気も含めて常に生命力の状態を充分に把握して治療を行うことが大切である」と結んでいるのである。

第一難に「脈を診ればすべての死生吉凶が分かる」と説き起こしていることを思えば、この結論はまさに「完璧に言い尽くされている」という他はない。

最後に本難のただし書きとも言うべき七十七難を見ながら、名著の解説を終わることにする。

理想

扁鵲は治療に関する戒めやただし書きをいくつか挙げているが、その中で最も高度な内容を持っているのが七十七難である。これまで難経の内容をいろいろと見てきたが、まとめの意味で最も効果的な治療を行うにはどうしたら良いのか、或いは理想的な治療法とは何かという問題について、著者の考えを探ってみたいと思う。

七十七難

[原文]

七十七の難に曰く。経に言う。上工は未病を治し、

注　イ

七十七難曰。　経言。　上工治未病、

中工は已病を治すとは何の謂いぞや。然るなり。いわゆる「未病を治す」とは。

A

中工治已病何謂也。　然。　所謂治未病、

肝の病を見てはすなわち肝まさにこれを脾に伝うるを知るべし。

見肝之病則知肝当伝之与脾。

故にまずその脾の気を実すれば、肝の邪を受け得せしむること無し。

故先実其脾気、　　　　　　無令得受肝之邪。

故に未病を治すという。

故曰治未病焉。

中工は肝の病を見てはあい伝うること明らかならず、ただ一心に肝を治す。
B
中工者見肝之病不暁相伝、　　　　　　但一心治肝。

故に已病を治すというなり。

故曰治已病也。

注：経に言う＝『霊枢・逆順篇』に見られる。

【解説】

本難は医術の理想像を述べた所であり、難経のまとめとも言うべき内容を持っている。取り方によっては八十一難と共に「誤治の戒め」と取ることも出来る。

先ずその内容を要約してみると、次の様になる。

質問では「上工は未病を治し、中工は已病を治すとはどういうことか」と聞いている。後の方は比較の為に聞いているだけで、決して中工の治療内容を問題にしようとしているわけではない。

それに対する答えとして「肝の病を見ては、やがて脾に伝わるかもしれないから、それが脾に伝わらないような治し方をするのが上工だ」と答えている。記号Ｂの所では中工の治療法は「ただ一心に肝を治す」と言っている。病位が肝に在ることだけは分かっているから「まんざら下手でもない」というのが中工たる所以である。ある程度臨床経験を持つ者にとっては大変耳の痛い忠告である。これは上工と中工の違いについて述べたものである。

本難を正しく解釈する為には二つの問題を解決しなければならない。その一つは「未病を治す」という言葉の意味であり、もう一つは五行論を使って上工の条件を説明しているのは何故かという点である。

いずれの疑問も『霊枢』の方がはるかに具体的で分かり易いので、参考の為に先ずそれを引用させて頂くことにする。

「黄帝の曰く。其れ刺すべきを候うこといかに。伯高曰く。上工は其れ未(いま)だ生ぜざる者を刺すなり。其の次は未だ盛んならざる者を刺すなり。其の次は已(すで)に衰える者を刺すなり。下工は其れ方(まさ)に襲う者を刺すなり。其れ形盛んなる者と、其れ病の脈と相(あい)逆する者を刺すなり。故に曰く、方(まさ)に其れ盛んなれば、敢えて毀傷(きしょう)すること勿(なか)れ。其れ已に衰うるを刺せば、事は必らず大いに昌(あき)らかなりと。故に曰く、上工は未病を治して已病を治せず、とは此この謂いなり。」(『霊枢・逆順篇』)

この文章を「勢いに乗って攻めてくる相手を迎え撃つような事をしてはならない」という兵法の格言と共に述べている。ここは五行論がまったく使われていない。

この中の伯高の言葉を要約すると「上工は症状の出ないうちに刺す。或いはあまり症状が激しくない者にだけ治療を行うが、下工は症状の激しい者や治る見込みの少ない者に対して治療を行うのである。だから『未病を治す』とは治り易い症状を見て治療を行うことであって、決して下工のように無駄なことはしない」と言う内容である。

これではあまりに具体的過ぎて『上工は要領の良い医者である』というイメージになってしまう。そこで扁鵲は更に深みを増す為に、条件の説明に五行論を用いたのである。そうすることが最も短い文章で、しかも理解できる者にだけ真意を正確に伝えるのに都合が良いからである。なお且つ五行論を使うことで非常に流麗な文体になっている。このことは他の難も同様である。ただ本難ではそれが問題である。

記号Ａの所では「肝の病を見てはすなわち肝まさにこれを脾に伝うるを知るべし」と言い、その後で「故にまず脾の気を実すれば、肝の邪を受け得せしむること無し」と述べている。これが言葉のあやというもので、実際に肝の病を見て脾の気を実にすると、明らかな誤治になってしまう。だからこの文章は行間を見て著者の真意を読み取る典型なのである。ここの「脾の気を実す」は「中焦を強めて次に起こるべき症状を未然に防がなければならない」という程度に取っておけば良いのである。

この文章から扁鵲の意志を読み取るとすれば、最も重要な言葉は前の文章の「まさに……を知るべし」の二文字と、後の文章の「肝の邪を受け得せしむること無し」の一節である。それを簡単に言うと次の二点になる。

(1) 病気の将来が分かること。

(2) 将来起こり得る苦痛を最小限に抑える治療が出来ること。

それが「未病を治す」の意味するものである。

「未病を治す」は一般の読み方のように「治す」と読んでも間違いではないが、より正確に意味を捉える為に、筆者は「未病をおさむ」と読んだ方が当を得ているのではないかと思う。

筆者は数年前に次の様な経験がある。

患者は眩暈を訴えて来院した四十四歳の主婦であった。原因は夫婦間の無用な緊張による陰虚症であることがすぐに分かったので、問診もそこそこに治療を行った。脈に従ってまず右の然谷穴に補法を行い、標治法をしながら充分に話をさせて帰した。同様の治療を三回ほど行って主訴は完全に治ったのである。患者は喜んで「痔も悪いので次はそれを治してください」と言う。軽く引き受けて腰兪穴に知熱灸を七壮ほどすえて帰した。すると間もなくして「めまいがすっかり戻ってしまった。」という不満の電話を受けることになったのである。この失敗は決して治療穴を間違えたわけではない。ただ「已病を治していた」だけなのである。つまりこの結果は患者の気力が予想以上に虚していた為に、後から下焦の症状にも治療を行った結果、せっかく引き上げた上焦の気を引き下げて、再び上焦が虚してしまった為である。

このような患者にはもっと時間をかけて、気力と体力が増してから痔の治療を行うのが望ましかったわけである。従って「痔の治療は体力が強くなるまで待ちましょう」と説得するのがこの場合の「未病を治む」方法だったわけである。

ある程度の治療技術が身に付いてくると「何でも治してやろう」という気負いの様なものが出てくる。そうすると八十一難に言う「病の虚実、病体の虚実」を忘れて「ついうっかり」のミスを犯しがちである。この場合も全体の虚をうっかり忘れてしまった為の失敗である。

治療の目的は言うまでもなく病体の“可能性”を引き出すことであり、生命力を無駄なく燃焼させてやることにある。治療に当たっては常に全体の虚実を見ながら、無用な苦痛を与えることなく、しかも無駄な治療をしないように心掛けることが大切である。だから最も高度な治療とは“将来起こり得る全ての結果を予見でき、なおかつ最も少ない刺激で最も良好な結果を得る方法”なのである。

「未病を治す」は一般に「予防医学」と呼ばれているが、このことはすべての鍼灸師の永遠のテーマであり理想でもある。そればかりでなく、治療法のあるべき姿、最も望ましい姿として扁鵲はこの難にまとめている。このことは独り鍼灸医学のみならず、あらゆる医学の究極の目標でなければならない。

終章

これからの課題

以上で『難経』の解説を一応終了したことになる。「一応」と言ったのは本書の内容の他にも、まだ多くの解釈が存在する可能性を否定できないからである。それだけ難経の内容は大きく、奥深いものなのである。本書で言い尽くせなかった解釈については、後世の研究者の解明を待ちたい。

ところで現代の我が国の研究者には、鍼灸医学の本質をとらえて研究を進めておられる先生が非常に少ないように思う。その中には明らかに二つの間違った考え方が見られる。一つは「現代医学のまねをしなければ発展ではない」とする考え方と、もう一つは「漢方薬の知識を持たなければ鍼灸はできない」とする考えの二つである。それが何故間違っているのかというと、要するにどちらの考え方も鍼灸の独自性を失っているからである。当然のことながら、鍼灸師は誰よりも鍼灸に精通していなければならない。他の分野のまねばかりするのは、鍼灸医学の本質を見失っている証拠だからである。鍼灸師自らの独自性を持っていなければ、鍼灸には何の進歩も望めないのである。そこで最後は鍼灸界の発展の為に、二つの問題を提起しておきたいと思う。一つは鍼灸医学の研究の進め方についてであり、もう一つはそれに伴う他の分野との融合の問題である。

先ず鍼灸医学の研究の進め方について述べておきたい。

言うまでもなく東洋医学は「経験医学」と呼ばれる分野であり、その術式は一応完成されたものと言ってよい。従って研究の第一は「いかにして古人の遺した術式を吸収し、臨床に役立たせていくか」ということでなければならない。第二にはその術式に「いかにして普遍性を持たせるか」の問題である。そして第三はそれらの技術と価値を「いかにして一般に普及・啓蒙させていくか」を考えなければならない。これらの課題を解決するだけでも相当のエネルギーを必要とする。なおかつその後に「いかにして発展させていくか」の課題が残されている。

第一の課題、「いかにして古人の遺した術式を吸収していくか」については可能な限りの「証」を記録することが重要である。東洋医学の本質は「診断即治療」のはずである。だから治療法はそれぞれの「証」に対する処置にすぎない。従ってもしも新しい治療法が見つかったとすれば、それは新しい「証」が見つかったということである。もちろんその為には古典の解読も大切だが、臨床家へのアンケートなども参考になり、或いは積極的な治験発表も必要であろう。だが学会の多くの研究発表を見る限り、特定の治療法を特定の集団に施し、推計学的な解釈を加えているものがほとんどである。これでは現代医学のまったくのまねごとになってしまう。「証」が違えば治療法も異なるのは当然のことである。「先に治療法ありき」ではなく、特定の主訴（症状）にはどのような形の「証」が有り得るのか、それを見つけること、すなわちそれらの治療法を見つけることが大切なのである。とにかく机の上だけで考えていては何の発展も期待できない。そこが「経験医学」たる所以である。

次にそれらの術式に対して「いかにして普遍性を持たせるか」の問題である。これについては何と言っても鍼灸師の教育の徹底に尽きるのではないかと思う。鍼灸は古来から「名人芸」とか個人技の多いものと言われてきたが、発展の為には誰もが同じ結果を出さなければならない。その為に筆者は常々「三つの正確」を提唱している。すなわち、

①正確に虚実を捉え、②正確な選穴・取穴を行い、③正確な補瀉を行うこと。

そうすれば誰でも等しい効果を上げることが出来るのである。それには

何よりもすべての鍼灸師が同じレベルの技術を持てるような教育の徹底が必要になる。もちろん臨床家一人一人が常に技術の錬磨に努め、日頃の治療結果の検討を怠ることの無いよう、心掛けるのは当然のことである。

第三番目の「いかにしてそれらの技術と価値を一般に普及・啓蒙していくか」の問題については、日頃の臨床において確実な実績を積んでいく以外に方法は無い。それさえ出来ればおのずと鍼灸師の主張が説得力を増して来るのは当然のことである。ただし、いずれの問題も鍼灸界の閉鎖的な習慣を改め、互いに共通を目的の為に手を取り合い、力を合わせていかなければ出来ないことである。

次に他の分野との融合の問題である。

近年「小柴胡湯の副作用」なる珍語が至極当たり前のように使われている。もちろんその原因は東西両医学の形ばかりの融合にあると言ってよい。「副作用」といってもそれは東洋医学を何も分かっていない浅はかな医学者達の、誤った使い方による誤治反応にすぎないからである。言うまでもなく小柴胡湯は肝の薬ではあるが、西洋医学で言う「肝臓」と東洋医学の「肝臓」とはまったくの別物である。西洋医学の「肝臓」が衰弱すると黄疸を表すが、これは東洋医学的には脾臓の虚が極まったものである。黄色は脾の表す色だからである。つまり西洋医学の言う「肝炎」は東洋医学的には脾の病変に含まれるものである。にも拘わらず西洋医学者達は「肝臓病には小柴胡湯が効く」とばかり思い込み、東洋医学を応用したつもりになっている。知らないこととはいいながら、脾の病に肝の薬を与えることは「逆治」と呼ばれる恐ろしい行為である。従ってこれは「小柴胡湯の副作用」などではなく、無知な融合による不幸な結果と言わざるを得ない。これを防ぐ為には彼らの謙虚な勉学態度と、その実行を期待する以外に方法はない。

このような西洋医学との融合を言う前に、東洋医学には実現しなければならないもう一つの融合がある。それは薬方と鍼灸の融合である。むしろ「融合」と言うよりは「統合」と言うべきかもしれない。

初めに筆者は鍼灸医学を「一応完成された医学」というように言ってきた。確かに『黄帝内経』や『難経』の内容はまさにそれが集約された結果であると言ってよい。同様に薬方もまた『傷寒論』や『金匱要略』によって完成の域に達したということが出来る。だがそれで東洋医学の全てが完成されたというわけではない。そこには大きな問題が残されている。すなわち両者の理論的な統一という問題である。具体的に言うと、それぞれの分野の「証」の統一、ないしは両者に共通する病態の把握の仕方の統合である。

ある患者に対して、熟練した術者ならそれぞれの分野で最も適切な「証」を立てることが出来る。例えば薬方なら「芍薬甘草湯の証」とか、或いは「小建中湯の証」といった具合である。また鍼灸なら「脾虚陽実証」とか「腎虚血滞の証」という証の立て方が出来る。そこからは両者の見方の間に極めてニュアンスの近い概念も生まれて来るはずである。ところが臨床的に見ると、中々共通の見方が出来ないのが現実ではないかと思う。

どういう意味かと言うと、例えば「八味地黄丸」という薬は一般に「腎虚の薬」と考えられているが、実際にはその証と思われる患者に腎虚証の鍼灸治療を施しても、治すことは難しい。むしろ鍼灸では高齢者の肝虚という形で見られる場合が少なくない。もちろん八味地黄丸と鍼灸の作用は同じではないから、まったく同じ結果になるはずはないが、このような場合に、仮に薬方と鍼灸の間に理論的な統一が為されていたならば、「八味地黄丸の証には○○の治療」といった指摘も可能である。もちろんそれが出来なかった背景には我が国の医療制度の仕組みにも一因がある。しかしそれ以前に二つの体系を同時に習得しようとすることに容易ならざる困難があることも否定できない。それ故に筆者はこれまで「鍼灸師に湯液の勉強は不要」と言い続けてきた訳である。しかしながら『難経』の奥義までマスターできた今、読者の皆さんには更に上の課題を解決されるようお奨めしたいと思う。決して鍼灸師に「漢方薬をやれ」と言うつもりはない。ただ、病態のつかみ方として、それぞれの漢方薬の証にはどんな鍼灸治療が適しているのか、その点が分かるようになって欲しいと思うからである。それは難しいことでも何でもない、鍼灸治療の道を極めたら漢方薬の証に対しても適切な鍼灸治療が出来るが、最初から漢方薬の勉強を続けていても、適切な鍼灸治療が出来るようにはならない。この関係は、薬剤師の立場においても同じではないかと思う。

熟練が必要なのは別に東洋医学に限ったことではないが、まず熟練した医師・薬剤師と熟練した鍼灸師が互いに手を取り合った時、東洋医学の真の統合が実現するのである。『史記・扁鵲倉公伝』によれば、扁鵲は既に個人でそのレベルに達していたと言われている。東西両医学の融合はすべての人類にとって理想とする所ではあるが、東洋医学者同士が認識の統一と意思の疎通を欠いていては、東洋医学の正確な姿を第三者に伝えることも出来ない。だから先ず東洋医学の中で認識の統一が必要なのである。東西両医学の融合はその後のことでなければならない。初めにも言った「鍼灸の独自性」はその為にどうしても必要なことなのである。

※杉山勲先生がかねてより、「難経七難の謎」と題して、七難に記されている脈状と実際の病証との関連性を追記し本書を再出版したい、と話をされていました。
杉山勲先生の御遺志を尊重し、長年に渡る勉強会における資料の内容をご紹介します。尚、本論の内容に関してのみ、杉山勲先生の教えを受けた門下生が編集を行いました。

『難経・七難』の謎を解く

はじめに

前回は七難の謎と、その解釈の可能性について述べたが、今回はそれをもう一歩進めて七難に書かれている脈状とそれに伴う症状との関係について考えてみたいと思う。

1　三陰・三陽の脈形

『難経七難』では一年の季節変化を三陽・三陰の六段階に分けて述べているが、十五難の内容とは明らかに矛盾している。これを季節的な脈の変化ではなく胃の気が弱い場合の脈状という条件で考えてみると七難の真意が見えてくるのではないかと思う。

まず七難に述べられた脈状について復習をしておく。

〈少陽〉　乍大・乍小・乍短・乍長

〈陽明〉　浮大而短

〈太陽〉　洪大而長

〈太陰〉　緊大而長

〈少陰〉　緊細而微

〈厥陰〉　沈短而敦

参考：乍大・乍小・乍短・乍長……陰陽交雑した脈状

これらの脈状について胃の気が弱いという条件を前提として考えてみると、そこからは一定の症状との関係が見えてくる。つまりこれを病脈の体系という前提で捉えてみると、『傷寒論』の六経病症に通ずる所が少なくない、という事が分かる。

そこで今回は『傷寒論』の内容とも考え合わせて見ていきたいと思う。

2　六経病症について

『傷寒論』は重症な感染症をテーマとして、主にその薬物的な治療法について述べた書物である。

言うまでもなく傷寒の症状は六経病症という捉え方で述べられているが、その呼び方は『難経・七難』のそれと共通である。すなわち三陽・三陰である。ただ季節的な変化を装っているため三陽の順序だけが『傷寒論』とは逆になっている。

そこで六経病症とはどのようなものか『傷寒論』の内容から拾ってみると次のように書かれている。

(1)　太陽之為病、脈ハ浮、頭項強リ痛而悪寒。

(187)　陽明之為病、胃家実スル也。

(272)　少陽之為病、口苦ク咽乾キ目眩（クラメク）也。

(282)　太陰之為病、腹満シテ吐シ、食不下、自利益甚シ。時ニ腹自痛ム。

若下之必ズ胸下結鞕ス。

（291）**少陰之為病、脈ハ微細、但欲寐ント。**

（336）**厥陰之為病、消渇、気上リテ撞ク**（ツク）**心ヲ。心中疼熱シ、餓エテ不欲食。食スル則吐ス。**

以上が『傷寒論』の六経病症の各々冒頭に書かれている内容だが、定義というには少々尽されていない所もあるので、これは六経病症の「特徴」という程度に捉え方をしておくべきである。

3 『傷寒論』における脈状の前提

『傷寒論』の中で張仲景は代表的な脈状を挙げて症状との関係を述べている。これは「原則」と言っても良いがその中のいくつかを紹介しておく。

（129）**数ヲ為熱。**

（343）**脈遅ヲ為寒。**

（2）　**（太陽病）脈緩ナルハ名ズケテ為中風。**

（3）　**（太陽病）脈陰陽倶緊ナル者ハ名ズケテ曰傷寒。**

（265）**脈滑而数者ハ有ス宿食ヲ也。**（食べすぎのこと）

（51）　**脈浮者ハ病在表。**

以上が『傷寒論』に述べられた原則である。『難経・十五難』とは多少異なる所もあるが、おおむね汗・吐・下・温・補の治療目標を定めたものと言ってよい。

四方
- 汗（太陽病）
- 吐（陽明病）
- 下（少陽病・太陰病）
- 温（太陰病）

4　共通点を探す

では『難経・七難』に述べられている脈状と『傷寒論』に述べられている脈状の中から共通のものを拾ってみることにしよう。

まず浮大という脈状を探してみると、

(277)　**三陽合病、脈浮大、……但欲眠睡。**

という内容が見える。七難では陽明（春）の脈として書かれているので「春眠暁を覚えず」という諺と相通ずることができる。

(240)　**陽明ノ中風、脈弦浮大。而短気、腹部満シ、脇下及心痛ス。又按之ヲ気不通、鼻乾キテ不得汗スルヲ。嗜臥、一身及面悉**（ことごとく）**黄バム**（黄疸）。**小便難ク有ス潮熱**（熱の上がり下がり）。**時々噦シ耳ノ前後腫……。**

これは弦脈も含んでいるので脇や心痛、または小便難という症状も見られる。また30条にも見られる。

(30)　**……。寸口、脈浮而大。浮ハ則為風。大ハ則為虚。風ハ則生微熱ヲ、虚ハ則両脛攣ス。……。**

次に洪大という脈状について見てみると、25，26条に見られる。似た文章なのでここでは26条と取り上げる。

(26)　**服ス桂枝湯、大汗出後、大煩渇シ不解。脈洪大者ハ白虎加人参湯主之。**

次に緊脈について見てみると『傷寒論』では非常に多くの所に緊脈が登場する。

(3)　**太陽病、或已発熱シ、或未発熱、必悪寒シ体痛嘔逆ス。脈陰陽倶緊者。名曰傷寒。**

(38)　**太陽、中風、脈浮而緊、発熱、悪寒、身体痛、汗不出、而煩燥**（喉が渇いて苦しい）**者ハ大青龍湯主之。**

(47)　**太陽病、脈浮緊、発熱、身無汗、自衂スル**（鼻血）**者ハ愈。**

(50)　**脈浮緊者、法当身疼痛ス。宜以汗解之……。**

(55)　傷寒、脈浮緊、不発汗、因テ致衂者ハ麻黄湯主之。

(113)　傷寒、腹満、譫語シ、寸口脈浮而緊、此肝乗脾也。名曰縦。……。

(209)　陽明病、脈浮而緊者ハ必潮熱ス。……。

その他（197）、(209)、(230)、(293)、(297)、(265）等、主に陽明篇に多く見られる。

次に細而微という脈状を見てみると、最初に書いた（291）少陰之病の特徴をはじめとして、やはり少陰病の所に多く見られる。

(310)　少陰病、脈微細沈、但欲臥。汗出不煩、自欲吐。五、六日自利ス。……。

(60)　下之後、復（また）**発汗シ必振寒ス。脈微細、所以然者ハ以内外倶虚スルヲ故也。**

(296)　少陰病、脈微、不可発汗。亡陽ナルガ故也。。……。

(295)　少陰病、脈細沈数、病為在裏。不可発汗。

(324)　少陰病、下痢、脈微者ハ急温之。与白通湯。

(333)　少陰病、脈沈者ハ急温之。宜四逆湯。

(361)　手足厥寒、脈細、而欲絶者当帰四逆湯主之。

(397)　悪寒、脈微ニシテ而復利。利止亡血也。

(401)　……脈微欲絶者ハ通脈四逆湯主之。

以上のように七難とまったく同じではないが全体としてかなり重篤な症状の時に見られる脈として書かれている。

なお、七難の少陽の脈（乍大・乍小・乍短・乍長）については該当する文章が見当たらないが、これを不安定な脈として捉えると「動」という脈状が一か所だけ『傷寒論』の中に述べられている。

(141)　太陽病、脈浮而動数。……動ズレバ而シテ為痛。……。

つまり変動し易い脈は痛みの有る患者に見られる、と言っているのである。

参考：七表の脈（陽脈）：浮洪滑実弦緊芤
八裏の脈（陰脈）：微沈緩濇遅伏軟弱
＊微脈はあるのかないのか分かりにくい脈状
九動の脈：長短虚促結代牢動細

5　問題点を整理する

これまで『傷寒論』における脈状の記載を述べてきたが、このままでは多岐亡羊になるので目的をはっきりさせるために問題点を整理しておく。

A　平脈と病脈については十五難で明らかに区別されているが、七難には平脈と病脈とも書かれていない。すなわち、健康人の脈と言う前提がどこにもない。

B　七難に見られる大脈は健康人には有り得ない脈状である。『傷寒論』30条に「大則為虚」と有る。このことから大脈は病人の脈であることが分かる。

C　洪脈も健康人の脈ではない。十五難には「夏ノ脈ハ鉤ヲ帯ビル」と書かれているので、洪も明らかな病脈である。

D　緊脈も健康人には見られない。これも明らかに病脈と考えてよい。『傷寒論』でも数多く取り上げられている（3、38、47、50、58、113、197、208、209、230、275、293、297　計13か所）。

E　『傷寒論』310条に「少陽病、脈微細沈、但欲臥。』と有る。したがって七難に言う「少陰、至ルコト緊細而微』という脈状も明らかに病脈であることが分かる。しかも緊脈を含むことから痛みを伴う非常に苦しい症状であることも分かる。

F　七難では「太陰、至ルコト緊大而長」と言って緊を陰脈としている。とすれば、その後の「少陰、至ルコト緊細而微」となる変化は一陰二陽（太陰）からいきなり三陰（少陰）となるので、これは変化が激し過ぎる。したがってこれも健康人には有り得ない形である。一陰二陽からは二陰一陽と変化していくのがより順調な形である。

G『難経・七十一難』に「春夏ハ各至一陰、秋冬ハ各至一陽」と有る。したがって、少陰の段階ですでに三陰の脈を搏つのは大変危険な状態を意味する。七十一難は本来、技術的な内容について述べた所であるが、脈と症状との関係においても全体の所見はその症状において載陽などの見せかけの陽の症状を現わすことになる。

以上のように『難経・七難』の内容を整理してみると到底、健康人の脈の変化とは考えにくい矛盾に満ちた内容になっているのである。

考察

ここまで述べてきたように『難経・七難』をよく読んでみると、矛盾点がたくさんある事が分かる。

ではそれをどのように解決したら良いのかというと、やはり同十五難の内容と照合してみる事である。そうすると自ずと答えが見えてくる。

十五難では各季節毎に平脈・病脈・死脈の区別を胃の気の強弱によって分けるという意味の内容が書かれている。すなわち各季節とも「微弦・微鉤・微緩・微毛・微石」と呼んで、胃の気の強さと共に各々の季節の旺脈を帯びるのが平脈、すなわち健康人の脈であると述べている。

然るに、七難ではその事には全く触れず、只、三陽・三陰の脈状の変化として述べているだけである。しかもその脈状は健康人には到底有り得ないような脈状ばかりである。

十五難の内容が脈状論の総論であるとすれば、七難の内容は陽気の衰える様を表現した病脈の体系の各論であると見る事もできるのである。そこでは季節変化の三陽・三陰を単なる比喩として使い、強力な邪によって生命力（陽気）が衰えていく様子を表現していると見る事ができる。そのために、七難全体を六段階としてまとめたと考えられる。

なお蛇足ながら、張仲景は七難の内容を解読できていたから『傷寒論』の内容をまとめる事ができたのではないかと考えられる。

言うまでもなく七難の内容を読み解くためには五・六・七の数字の意味を知る事が大切であるという原則がここでも生きているのである。

まとめ

長年の懸案であった七難の謎が解けた事はまことに喜ばしい。それは、このような発表の機会を与えて下さったお蔭と心から感謝している次第である。

むしろ、これまで当たり前のことを当たり前に出来なかった事が不思議である。

七難に書かれている脈状はそのほとんどが病脈である。したがって三陽・三陰をキーワードとして、もっと早く『傷寒論』を読むべきであったと反省している。

素直に言葉を解釈し、その内容を謙虚に読み解くことの大切さを改めて思い知らされる事になった次第である。

本当に有難うございました。

2019年10月29日　杉山勲

終わりに

『難経』の重要性は鍼灸師の誰もが認める所であろう。しかしいざそれを勉強するとなると、ある者は敬遠し、ある者は軽蔑し、またある者は六十九難だけが『難経』のすべてであるかのように思い込んでいる。それが現代の鍼灸師の実態である。何とももったいない話である。中には自らの足下に宝の有ることを知らず、ただ「科学化」と称していたずらに西洋医学のまねごとをしている者さえある。それこそ最も非科学的な態度と言わざるを得ない。『難経』を無視することはそれ自体、科学の何たるかを分かっていない証拠だからである。本書を終わるに当たり、『難経』と科学の関係について筆者の考えを述べておきたいと思う。

科学とは「あらゆる事象を論理的かつ普遍的に体系化した学問」である。つまり、身の回りのあらゆる現象を正確に他者に伝えるための手段なのである。正確に伝えるためには合理的な分類とあらゆる矛盾を解消することが必要である。その意味では「西洋医学が科学的で『難経』は科学的でない」という論拠はどこにもない。つまり西洋医学があらゆる矛盾を解消しているのかというと、それは到底できていないと言ってよい。確かに技術的には手術の方法などにおいて、素晴らしい発展を遂げてきたことは否定できない。しかしその一方で多くの矛盾を作り出してきたことも確かである。薬物の副作用の問題も多く、また「治療法が確立されていない」という疾患も後を絶たない。その他抗生物質の使い過ぎによるMRSAのような新たな問題も作り出されている。

組織もしくは細胞の形態的な変化を証明出来なければ、西洋医学ではそれを病気として認識することは出来ない。また病因を確定出来なければ、治療法も確立することは出来ないわけである。つまり、西洋医学は今も発展途上にあると言っても過言ではない。

これに対して『難経』は西洋医学がいまだ到達することの出来ない、重要な結論を持っている。すなわち「病気には形態的な変化の現れる病気と現れない病気の二種類がある」ということを明言している点である。二十二難では「是動、所生病」の区別を述べ、六十難においては「頭痛に厥頭痛と真頭痛、心痛にも厥心痛と真心痛の区別がある」と述べている。これは明らかに病気の本質に機能的病変と器質的病変、或いは有形と無形、両病変の存在を認識したものであり、東洋医学の基本的な病理観を述べたものと言える。

このうち無形の病変、すなわち目に見えない者の病変を「十二経の病変」として説明しているだけである。したがって十二経の存在を証明出来なければ科学的でないという論理も、またそれを証明しようとする努力も、およそ科学的であるとは言えないのである。『難経』をよく読めば「気の変化により“是動”と呼ばれる病変を起こす」と書かれていることが分かる。“是動”は無形の病変、すなわち目に見えない病変を指し、“所生病”は血の変動による器質的な病変、すなわち色や形の変化を現すことを意味している。つまり『難経』では有形と無形の病変の存在を完全に論理的に解決しているのである。

ただし『難経』にもまったく問題が無いわけではない。気の存在を認識出来るようになるには、ある程度の熟練が必要である。普遍的である為にはすべての者が共通の基盤に立たなければならない。ところが人の意欲や能力には個人差があるために中々同じレベル・同じ考えに到達することは難しい面がある。気は形の無いもの、目に見えないものであるが故に、その認識の為には多くの異論や迷い、それに意見の対立を生み、分化してしまうからである。元を正せば「科学化」の言葉をもてあそぶ人達が気の存在を認識できないのも、そうした分化の一端にすぎないのである。そのことを論理的にすら理解出来ない彼らには、真の科学化など望むべくもないことである。

西洋医学、否、現代の科学に欠けているものは気の認識である。自然と生命の関りを知ることである。映像で見えるものだけが科学ではない。自然界には目に見えない無数のエネルギーが存在し、無数の現象を作り出している。従ってミクロの世界にだけ目を向けていても、物の本質が分かったことにはならない。それどころかますます偏狭な考えに陥るだけである。陰の世界、ミクロの世界もあれば陽の世界、マクロの世界もあるのが現実であり自然である。マクロの世界を科学的に体系化したものは『難経』を除いて他にはない。鍼灸師はもっとこのことに自信を持つべきである。

真の科学は面子や権力の為にあるものではない。ましてや個人の地位や名誉の為でもない。それは人類の福祉にとって有益な財産となるべきものでなければならない。そのためには現代の科学に対して、有形と無形の医学をもっと積極的にアピールすることも大切である。

『難経』の目指すものは自然界（宇宙）に存在するエネルギーの利用であり、無理のない活かし方である。仮に自然の法則を無視したとしても、決して好ましい結果にはなり得ないことを当時の東洋人は知っていたのである。

伝統を受け継ぐことは決して科学化に逆行することではない。それは先人達の遺産を民衆に施し、自らもその恩恵を享受することに他ならない。たとえいかなる形の存在であれ、合理的で実積のあるものは必ず最後まで残る。『難経』をはじめとする東洋の多くの知恵も科学的であるが故に民衆に支持され、数千年の間その命脈を保つことが出来たのである。真の価値を有すればこそ、これからも長く後世に伝えられていくべきものであることを筆者は確信してやまない。

最後に、本書を完成することが出来たのは恩師・山畑阿規信先生をはじめ、多くの方々の温かいご指導とご声援の賜物であり、関係者各位に心より感謝して厚くお礼を申し上げる次第である。

平成十年九月　吉日

筆者　記す

＊

杉山勲先生が「難経七難の謎を解く」と題して勉強会で講義を行った内容を加筆して本書の再出版をしたい、とかねてより仰っていました。杉山勲先生のご遺志、教えを受けた門下生の強い願いを今回、再出版という形で実現できたことを門下生として大変うれしく思います。

本書の再出版に当たり多大なるお力をいただきました源草社・吉田幹治社長に深くお礼を申し上げます。

令和五年　八月二十九日

杉山勲先生　門下生

参考文献（上・下巻）

元・滑寿　著『難経本義』・勝萬郷　著『難経古義』 施風出版社（台湾）
明・王九思　他著『難経集注』 中華書局（台湾）
王叔和・李頻湖　合著『図注難経脈訣』 力行書局（台湾）
広岡蘇仙　著『難経鉄鑑』（復刻本）
高宮貞　撰『難経達言』 盛文堂
寿徳菴玄由　著『難経捷径』 盛文堂
南里答　著『難経口問口伝鈔』 盛文堂
昌敬斉玄閑　著『難経本義大鈔』（復刻本）
王文潔　註『難経評林』（復刻本）
明・熊宗立　解『勿聴子俗解八十一難経』 盛文堂
『素問王冰注』 中華書局（台湾）
岡本一抱　著『素問諺解』（復刻本）
陳璧琉・鄭卓人　編『霊枢経白話解』 劭華文化服務社（中国）
馬玄台　著『霊枢註証発微』（復刻本）
　同　　『素問註証発微』（復刻本）
明・高武　著『鍼灸聚英』上海科学技術出版社（中国）
加納喜光　著『中国医学の誕生』 東大出版会
奥田謙藏　著『傷寒論講義』 医道の日本社

番号索引

著者プロフィール

杉山　勲（すぎやま　いさお）

昭和20年茨城県生れ。同42年はり灸師免許取得。臨床の傍ら、古典の研究一筋に現在に至る。

平成23年米ジェームズ大学より「名誉東洋医学博士号」を授与される。

常に「痛くない鍼で最小の刺激量」を信条としている。

著書に『鍼術速成講座』（緑書房）

『鍼術上達講座』（緑書房）

『鍼術完成講座』（緑書房）

『はり灸治療の手引き』（源草社）

『鍼灸院の患者が増える 即効・陽経治療』（源草社）

『鍼灸いろは経 総論』（源草社）

『鍼灸いろは経 各論』（源草社）

『一生使える鍼灸ノート』（源草社）がある。

増補改訂　わかりやすい**難経の臨床解説**　下

2024年2月18日　第一刷発行

著　者　杉山　勲

発行人　吉田幹治

発行所　有限会社 源草社

東京都千代田区神田神保町1-64 神保町ビル301　〒101-0051

TEL：03-5282-3540　FAX：03-5282-3541

URL：http://gensosha.net/　e-mail：info@gensosha.net

装丁：岩田菜穂子　　印刷：株式会社上野印刷所

乱丁・落丁本はお取り替えいたします。

 ISBN978-4-907892-45-6　C3047

源草社　杉山勲作品

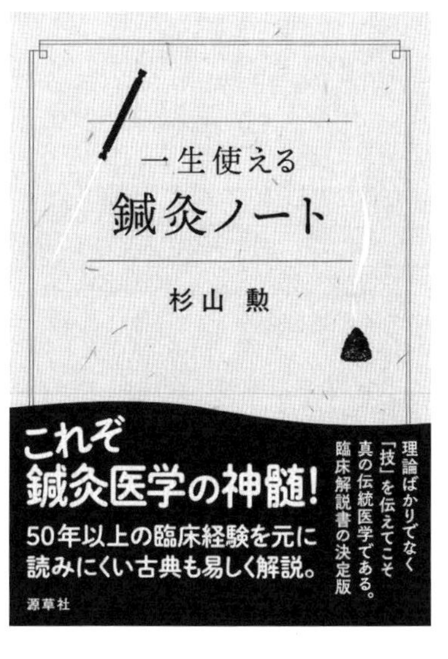

一生使える 鍼灸ノート

● 理論ばかりではなく、「技」を伝えてこそ、真の伝統医学である。
● 今は分らなくてもよい。難しいと思うのは、いずれ分る時が来る前ぶれである。
● 一日一日の経験の積み重ねが、やがて大きな成功へとつながる。

本書は『素問』『霊枢』『難経』などの中から、50年以上の臨床追試に基づいて、現代の日本人の身体に適用できる内容をまとめたものである。

杉山勲著　2022年7月発行
A5判並製　176頁　本体：3,000円＋税
ISBN978-4-907892-36-4　C3047

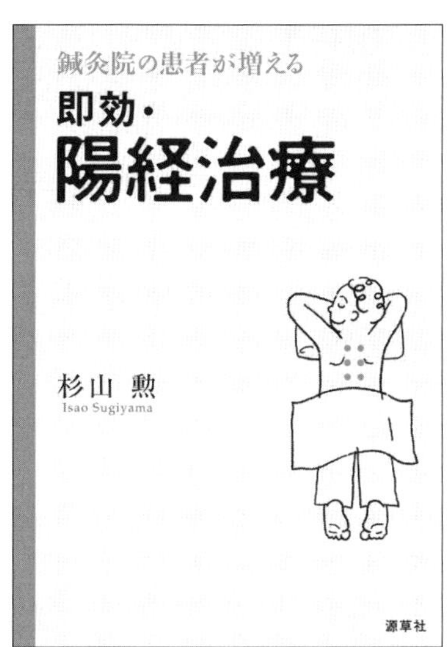

鍼灸院の患者が増える
即効・陽経治療

痛みを確実に取る治療が鍼灸院の繁栄をもたらす！　著者が臨床経験40年にしてつかんだ真実は、「繁栄の鍵は陽経に在り、信用の基は陰経に在り」だった。「痛くない鍼で最小の刺激量」を信条とする著者の豊富な臨床例を挙げて、治療のノウハウを基礎からやさしく解説する臨床解説書の決定版！

杉山勲著　2009年6月発行
A5判並製　208頁　本体：2,800円＋税
ISBN978-4-906668-69-4　C3047

鍼灸いろは経

達人になるための 100 のアプローチ！　鍼灸臨床のノウハウを「いろは歌」の順に紹介。「総論」「各論」で合せて百通り余。

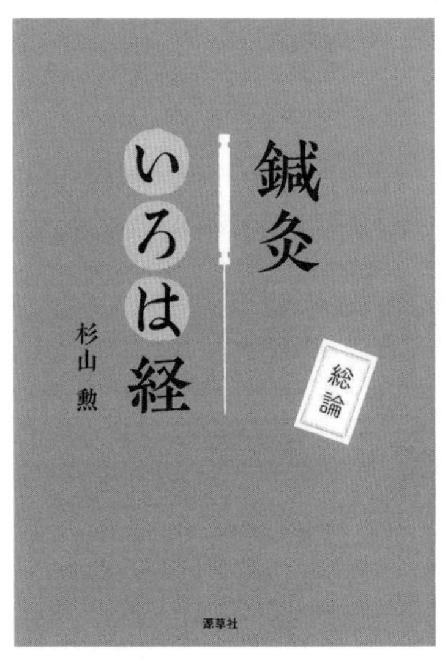

鍼灸いろは経　総論

知らないと損をする、治療のノウハウがぎっしり！

鍼灸師にとって座右の書となること間違いなし。

い　痛みの治療をまず覚える
ろ　六十九難は治療に非ず
は　繁栄の鍵は陽経に在り
に　二重構造に騙されてはいけない

〳

杉山勲著　2012 年 11 月発行
A5 判並製　168 頁　本体：2,000 円＋税
ISBN978-4-906668-93-9　C3047

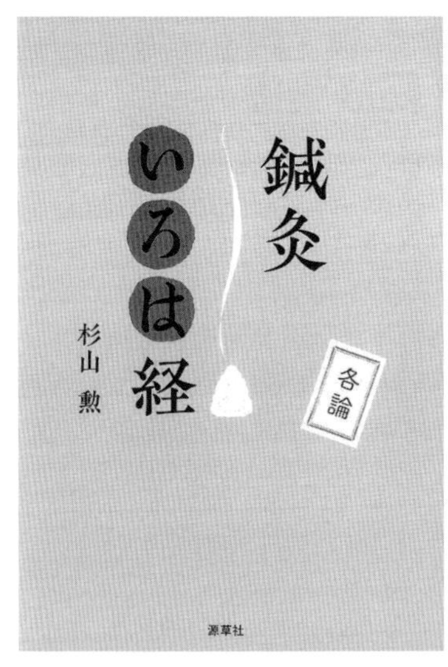

鍼灸いろは経　各論

臨床の合間にちょっと一読。

どこから読んでも良い。

開いたそのページに、治療のヒントがぎっしり！

い　痛みの治療法
ろ　六陽経の鑑別
は　半身辛きはまず胆経
に　任脈・督脈の使い

〳

杉山勲著　2012 年 11 月発行
A5 判並製　168 頁　本体：2,000 円＋税
ISBN978-4-906668-94-6　C3047